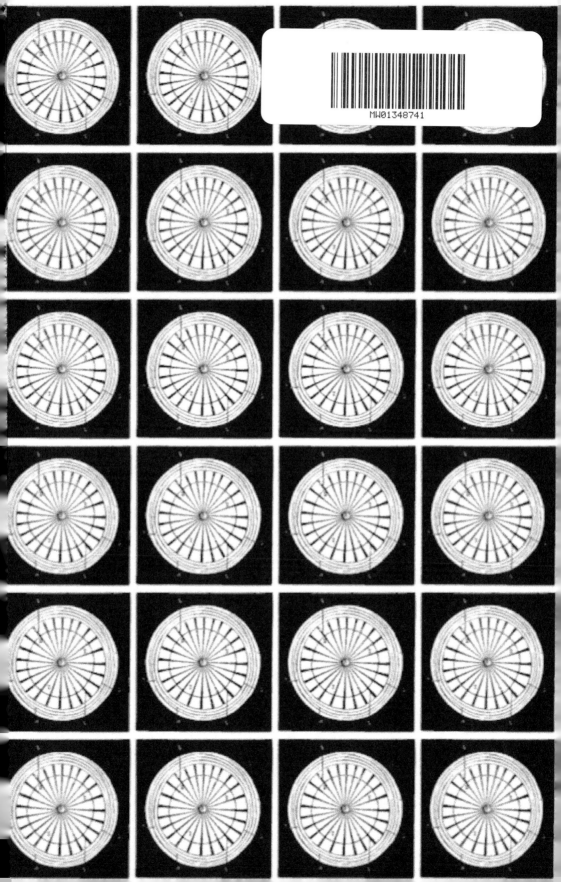

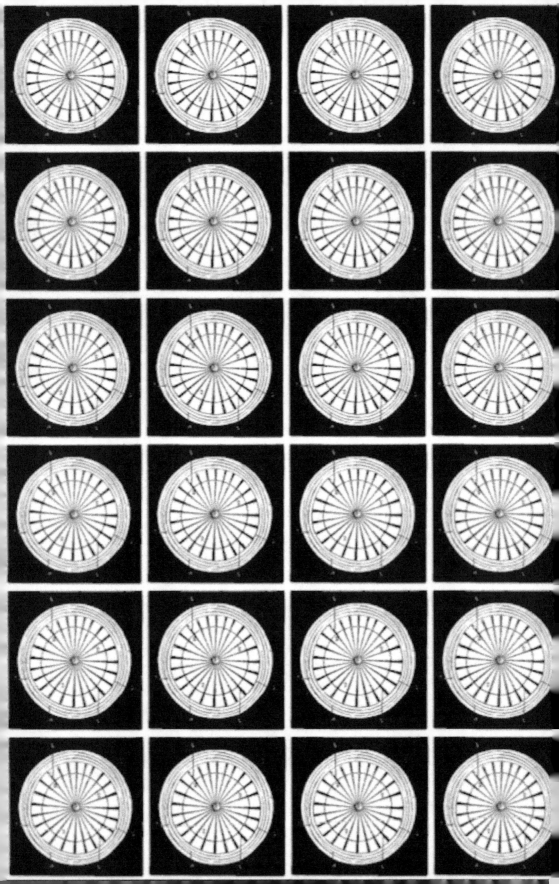

OPERACIÓN AL CUERPO ENFERMO

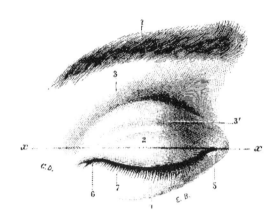

OPERATION ON A MALIGNANT BODY

SERGIO LOO

translated by WILL STOCKTON
introduction by JONATHAN MINILA

the operating system
GLOSSARIUM : UNSILENCED TEXTS
print//document

OPERATION ON A MALIGNANT BODY
(Operación al cuerpo enfermo)

ISBN: 978-1-946031-50-1
Library of Congress CIP Number: 2019939288
copyright © 2019 by Sergio Loo, with an introduction in Spanish by Jonathan Minila
translation of text and introduction copyright © 2019 by Will Stockton
edited and designed by ELÆ [Lynne DeSilva-Johnson]

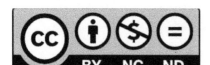

is released under a Creative Commons CC-BY-NC-ND (Attribution, Non Commercial, No Derivatives) License: its reproduction is encouraged for those who otherwise could not afford its purchase in the case of academic, personal, and other creative usage from which no profit will accrue. Complete rules and restrictions are available at: http://creativecommons.org/licenses/by-nc-nd/3.0/

For additional questions regarding reproduction, quotation, or to request a pdf for review contact operator@theoperatingsystem.org

The first, Spanish Language edition of *Operación al cuerpo enfermo* was released in 2015 by ediciones acapulco in Mexico; this dual-language translation is published with permission for the inclusion of the original text and with the blessing of Loo's mother.

This text was set in DK Boris Brush, Minion, Euphemia UCAS, and OCR-A Standard.

[Image description: Inverted rendering of a vintage scientific diagram of a human torso showing labelled internal organs; hand-brush capital lettered font shows the title in English and Spanish as well as the author's and translator's names.]

Cover image from the public domain, source unknown; cover design by ELÆ [Lynne DeSilva-Johnson]
Interior images are also vintage images from the public domain.

Your donation makes our publications, platform and programs possible! We <3 You.
http://theoperatingsystem.org/subscribe-join/

the operating system
www.theoperatingsystem.org
operator@theoperatingsystem.org

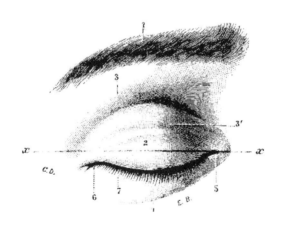

OPERACIÓN AL CUERPO ENFERMO
OPERATION ON A MALIGNANT BODY

UN DESAFÍO AL ORDEN: SERGIO LOO
Jonathan Minila

Para hablar con precisión sobre la obra de Sergio Loo es necesario ampliar nuestra perspectiva lectora con el fin de poder percibir y analizar claramente, o acercarnos un poco a, cada una de las aristas que nutren su trabajo como autor: la estética particular que utiliza en su poesía y que nutre la fluidez metafórica de su narrativa, el humor negro, la crítica, la rebeldía, las estructuras, las reestructuras, el manejo del lenguaje, la fuerza de las imágenes, la postura política a través del reflejo social, y una infinidad de detalles que cada lector podrá ir descubriendo mientras lee a Sergio Loo. En cada lectura tiene la virtud de mutar, de cambiar, de enriquecerse. Uno mismo, al releerlo, o al acercarse por primera vez a sus letras, se encamina a un nuevo encuentro donde nuestras propias obsesiones pueden verse reflejadas. Quizá no haya otro escritor joven mexicano que logre el equilibrio de la rebeldía y de la identificación general de los lectores con tanta precisión, donde el humor es solo un vínculo para dar mayor alcance a la crítica, a los planteamientos y el virtuosismo sin pretensiones. Más allá de narrar un fragmento de la realidad a la cual todos pertenecemos, Sergio Loo nos ubica en ella, en la noche, en la tentación, en el lado b de la moral.

En principio me referiré a la forma como un elemento clave que Sergio Loo exploró y que sin duda contribuyó para que su obra sea una de las propuestas más contundentes. En vida publicó cuatro libros: tres de poesía —*Claveles automáticos* (Harakiri, 2006), *Tus brazos labios por mi boca rodando* (FETA, 2007) y *Guía Roji* (Ivec, 2012) — y una novela: *House, retratos desarmables* (Ediciones B, 2011). En el año 2013 Sergio Loo ganó la primera convocatoria para publicación de novela de la Editorial Moho con *Pesadilla en la Narvarte del infierno*, novela que se publicó de forma póstuma en el año 2017 con el título *Narvarte Pesadilla*. En el 2014, la Universidad Autónoma de Nuevo León publicó *Postales desde mi cabeza*, en su colección *Ínsula*, de la revista de literatura, arte y cultura de la Universidad, y a finales del 2015 Ediciones Acapulco publicó el que quizá sea uno de sus libros más intensos y experimentales: *Operación al cuerpo enfermo*, donde la exploración de las formas navega a todo nivel: en el lenguaje, en la

A CHALLENGE TO ORDER: SERGIO LOO
Jonathan Minila

To speak precisely about the work of Sergio Loo, we need to expand our perspective as readers. To understand his work clearly, we need to appreciate the artists that nourish Loo's authorship: the particular aesthetic that feeds the metaphorical fluidity of his narrative; its dark humor, critique, rebelliousness, structure, and restructuration; its linguistic playfulness, forceful images, use of social reflection as a vehicle for political criticism; as well as the many other features one discovers when reading. Each reading carries the potential for mutation, change, enrichment. Each reading, each rereading, constitutes a new encounter with the text in which our obsessions can see themselves refracted. Perhaps there has never been another young Mexican who could so precisely balance rebellion *against* and general empathy *with* readers – or for whom humor provides a vehicle for such an expansive critique, set of propositions, and displays of unpretentious virtuosity. More than narrating a fragment of reality to which we all belong, Sergio Loo locates us *in* this reality– in the night, in the temptation, on the B-side of morality.

I refer first to formalism as a key component of art that Sergio Loo explored – and to which he doubtless contributed – such that his work ranks among the most compelling aesthetic experiments. In his life he published four books: three books of poetry – *Claveles automáticos* (Harakiri, 2006), *Tus brazos labios por mi boca rodonda* (FETA, 2007) and *Guía Roji* (Ivec, 2012) – and one novel: *House, retratos desarmables* (Ediciones B, 2011). In 2013, his novel *Pesadilla en la Narvarte del infierno* was chosen as the first novel published by Editorial Moho; it was published posthumously in 2017 with the title *Narvarte pesadilla*. In 2014, the University of Nuevo León published *Postales desde mi cabeza* as part of its *Ínsula* series; and finally, in 2015, Ediciones Acapulco published what may be one of Loo's most intense and experimental books, *Operación al cuerpo enfermo*, wherein the exploration of form extends to every level: language, narrative structure, and character. This book not only takes on a new aesthetic, stylistic disposition; it reveals the most deformed side of everyday social life.

estructura narrativa, en el planteamiento de la historia, en los propios personajes. Es una vía para mostrar no solo una postura estética, de estilo, sino para mostrar el lado más deforme de la sociedad en la vida cotidiana.

Por un lado, está su característico uso del lenguaje. Sergio Loo juega con las palabras, reacomoda las estructuras de las oraciones, y de este modo retar al lector y crea un nuevo sentido en el uso del idioma. Reutiliza las formas establecidas, explora los espacios vacíos y plantea un nuevo mecanismo de la estética. Sergio Loo era un taratólogo de las formas poéticas. A través de un mapa del cuerpo realiza una radiografía propia pero al mismo de cada uno de nosotros. *Operación al cuerpo enfermo* es más que un libro sobre la enfermedad y la muerte. Se trata del enfrentamiento al dolor y el encuentro del pensamiento y a la conciencia de la existencia. Una reflexión profunda que se descubre bajo la lectura de una obra contundente.

Sergio Loo desafía el orden y propone una estética que sólo podría definir como propia, descarnada, agresiva, que deja a un lado la subjetividad del yo poético para expresarse en nombre de un colectivo sufriente e indefenso que es la ciudad, la noche, sus perversiones, sus fantasías y sus demonios.

En las páginas de *Operación al cuerpo enfermo* un narrador —él— nos sumerge en el duro proceso que enfrenta contra el cáncer y que, de forma autobiográfica, comienza por invadirlo en una pierna. Las visitas al hospital y el enfrentamiento a una realidad nueva. Los médicos, la familia cercana, la memoria, las relaciones humanas y la sexualidad. A través del reconocimiento de su cuerpo, de la memoria misma, nos presenta a dos extraños personajes que muchas veces podrían parecer él mismo. En un exquisito juego de las estructuras, que es precisamente un reflejo del pensamiento y forma característica del estilo de Loo, nos lleva a adentrarnos a las profundidades de estos tres personajes. El enfermo, una mujer y un hombre, que de varias formas, y cada vez más, están relacionados entre sí. A detalle se revela la representación metafórica de cada uno de ellos, y mientras se avanza uno se pregunta sobre qué son en realidad estos personajes. Él, en representación del ser, del enfermo; Cecilia, como el tumor —haciéndonos recordar que todos somos potencialmente células dañinas: "entonces esta ya no es la historia de Cecilia, sino la historia sobre los juicios sobre Cecilia"— y

Consider his linguistic signature. Loo plays with words, deconstructing the skeletons of sentences to challenge the reader and create new forms of feeling. He reuses established forms, explores empty spaces, and suggests a new understanding of the poetic. In reading Loo posthumously, one can clearly see that he was an enraptured student of poetics and formalism. Through mapping the body, he creates his own – and our cultural – radiography. *Operación al cuerpo enfermo* is more than a book about sickness and death. It's about the confrontation with pain, the encounter with thought, the consciousness of existence – a profound reflection beneath the surface of this forceful work.

Sergio Loo defies order and proposes an aesthetic of his own: disembodied, aggressive, with subjectivity cast to the side of the poetic "I" and expressing itself in the name of a suffering and vulnerable collective: the city, their perversions, their fantasies, and their demons.

In the pages of *Operación al cuerpo enfermo*, a narrator – simply *he* – immerses us in the difficult process of facing a cancer that, true to Loo's own life, begins by invading his leg. Alongside the narrator, we visit the hospital and confront new realities: doctors, family, memory, relationships, and fluctuating sexuality. Via the examination of his body and his memory, Loo presents us with two strange characters who often seem to be, and who might actually become, the same person. In an exquisite play with structure, a reflection of the thought process characteristic of Loo's style, he carries the reader into the depths of these characters: he, the patient; a woman named Cecilia; and a man named Pedro, all of whom are interrelated, and ever more so with each subsequent reading. Loo meticulously reveals the metaphorical nature and decentered reality of each of these characters. He, a representation of being, and of being sick. Cecilia, like the tumor – making us realize that we are all potentially damaged cells: "Then the story isn't Cecilia's, but rather the story of judgments about Cecilia." And Pedro, like the body, which it's impossible to cast aside, or to know, until pain makes us conscious of him. Loo found a way to join our obsessions, to write about imperfection, disability, and the search for acceptance: "Pedro's story is the story of the People versus Pedro's body."

Pedro como el cuerpo, que es imposible dejar a un lado, o conocer, hasta que el dolor nos hace ser conscientes de él. Sergio Loo encontró las vías para fundir sus obsesiones, para escribir sobre la imperfección, sobre la deformación, sobre la búsqueda de la aceptación. "La historia de Pedro es la historia de la gente contra el cuerpo de Pedro".

Operación al cuerpo enfermo es, posiblemente, la historia sobre el peso de los juicios, a uno mismo, los juicios de la sociedad y la no pertenencia. Todos estamos deformes. Aquí él —en la enfermedad: "Tengo la carne abierta. Soy carne abierta" —; aquí Cecilia que ha intervenido su cuerpo, que se ha arriesgado a ser diferente: "Por eso Cecilia ha deformado su cuerpo, para que los objetos no se le metan, para que no se le injerten con sus reglas y sus contextos fastidiosos". Aquí Pedro, que ha nacido distinto, que no encaja con los patrones, con la estética, con lo correcto: "El cuerpo de Pedro es una historia antropométrica. Su belleza no reside en los elementos, sino en la armoniosa proporción que mantiene un dedo con otro dedo con otro dedo con otro dedo con otro dedo con otro dedo hasta formar la mano y la otra mano y la otra mano".

A través del juego de las palabras, como si él mismo fuera el cirujano del cuerpo del lenguaje, Sergio Loo nos cuestiona sobre el significado de estar sano (socialmente), de la muerte (social), de la salud y del dolor (personal y social). ¿Será el dolor la respuesta a un intento de ruptura en el orden? ¿Será la enfermedad la única forma de revelarse? "Has deformado irremediablemente tu cuerpo para estar en contra de las cosas". Y finalmente nos cuestiona sobre el miedo. ¿Será el miedo el camino a la aceptación de nosotros mismos? ¿Quiénes somos capaces de sortear esa barrera realmente? Sergio Loo no da respuestas. Pone las piezas para que nosotros mismos les demos forma a nuestros demonios. Así, *Operación al cuerpo enfermo* no es un libro sobre la muerte (o no del todo), es un libro sobre la vida y la estética y las formas. Es un libro crudo, cínico, honesto, contundente y mordaz. Un libro de ruptura, de estética en la deformación, de riesgo donde se juega con la palabra, con el lector, con el vacío, con la estructura, con el dolor, con el miedo y con nuestros prejuicios. Aquí convive la forma de las oraciones, de la estructura, de la historia, de los personajes, formando un cuerpo que bien podría el de nosotros mismos.

Sergio Loo falleció el 28 de enero de 2014 a la edad de 31 años.

Operación al cuerpo enfermo is possibly a story about the weight of judgments: judgments against oneself, societal judgments, judgments that we don't belong. We're all deformed. Like him in his illness: "I am open flesh. I have open flesh." Here is Cecilia, who has interfered with the body, who has risked being different: "That's why Cecilia has deformed her body, so that objects don't get inside her, so that they don't implant her with their rules, their irritating contexts." Here is Pedro, who was born different, who doesn't fit in with the powers that be, with the aesthetic, with what is right: "Pedro's body is an anthropometric story. His beauty doesn't reside in his body's individual parts, but in the harmonious proportion of one finger with another finger with another finger with another finger with another finger as they form a hand and another hand and another hand."

Through the play of words – as if he were the surgeon of the linguistic body – Sergio Loo asks us about the significance of being sane (socially), of death (also social), of health and pain (both personal and social). Is pain the response to an attempted rupture in order? Is sickness the only form of self-disclosure? "You've irredeemably deformed your body to stand against everything." And finally, he asks us about fear. Will fear be the way we accept ourselves? Who among us is truly capable of sidestepping this barrier? Loo doesn't give us answers. He arranges the pieces so that we can confront our own demons. In this way, *Operación al cuerpo enfermo* is not a book about death (or not completely). It's a book about life and aesthetics and form. It's a crude, cynical, honest, blunt, and scathing book. A book about breakdown, the art of deformation, the risk of playing with words, with the reader, with the void, with structure, with pain, with fear, and with our prejudices. Here, the form of sentences, structure, story, and characters come together, forming a body that could well be our own.

Sergio Loo died on January 28, 2014, at the age of 31.

NOTA DEL TRADUCTOR
Will Stockton

En *La enfermedad y sus metáforas* (1978) y *El SIDA y sus metáforas* (1989), Susan Sontag se opone a la tendencia discursiva de pensar la enfermedad en términos de similitud: en cuanto a las personas a las que afligen ciertas enfermedades y la representación de la enfermedad como algo contra lo que debemos – si somos suficientemente fuertes, si nos lo merecemos lo suficiente – luchar. La metáfora, afirma Sontag, aumenta el sufrimiento y deshumaniza a los enfermos. En estos libros, Sontag nos pide que veamos a las enfermedades no como metáforas, sino como lo que son: enfermedades (desconectadas del pecado, la vergüenza y el supuestamente merecido castigo). El argumento de Sontag es que las representaciones de las enfermedades generan una carga negativa que evita que las personas busquen tratamiento.

Sergio Loo está consciente de la crítica de Sontag sobre la metáfora – a lo que la madre del orador llama los "muchos mitos sufridos junto con el cáncer." Nadie se merece un cáncer. Y el SIDA no es la expresión de la homosexualidad. Sin embargo, rechazar la metáfora no es la solución del poeta. No hay forma en la que Loo pueda representar la experiencia del cáncer sin recurrir a palabras que sean distintas de los objetos y las sensaciones que representan (células, huesos, miedo) y, al mismo tiempo, que estén íntimamente vinculadas a otras palabras en la red que llamamos idioma. Si bien, no hay mundo sin lenguaje, y tampoco hay lenguaje sin metáfora.

En vez de rechazar la metáfora, Loo (quizás de manera más inmediata, siguiendo los pasos de Rimbaud) acepta sus poderes formativos y deformativos: Loo explora el poder del lenguaje para crear, preservar y estabilizar, así como para destruir, distorsionar y desestabilizar el mundo en el que habita el paciente con cáncer. El cáncer, en el centro de este libro, es un sarcoma de Ewing en la pierna izquierda, que se extiende por todo el cuerpo del autor, el narrador y la narrativa; consume a la forma del libro en sí, que se transforma de una colección de poemas en prosa en una novela, un programa de televisión, una película y un cuaderno de bocetos. Cecilia (quien, de alguna manera no especificada,

TRANSLATOR'S NOTE
Will Stockton

In *Illness as a Metaphor* (1978) and *AIDS and Its Metaphors* (1989), Susan Sontag inveighs against the discursive tendency to think disease in terms of likeness: in terms of the people certain diseases are likely to afflict, and the personification of disease as something we must – if we are strong enough, deserving enough – fight. Metaphor, Sontag claims, enhances suffering and dehumanizes the diseased. In these books, Sontag asks us to see diseases simply as diseases – as nonmetaphorical, disconnected from sin, shame, punishment, and dessert – arguing forcefully that people often don't seek treatment because of the weight of representation associated with their conditions.

Sergio Loo is sensitive to Sontag's critique of metaphor – to what the speaker's mother calls the "many myths suffered alongside cancer." No one deserves cancer. And AIDS is not the viral form of homosexuality. Yet refusing metaphor isn't the poet's option. There is no way for Loo to represent the experience of cancer without recourse to words that are, at the same time, distinct from the objects and sensations they represent (cells, bones, fear) and intimately bound up with other words in the network called language. While there is no world without language, there is also no language without metaphor.

Rather than refuse metaphor, Loo (following, perhaps most immediately, Rimbaud) embraces its formative and deformative powers – exploring the power of language to create, preserve, and stabilize, as well as destroy, distort, and destabilize, the world the cancer patient inhabits. The cancer at the center of this book – an Ewing's sarcoma in the left leg – spreads throughout the body of the author, the narrator, and the narrative. It overtakes the form of the book itself, which morphs from a collection of prose poems into a novel, a television show, a movie, and a sketchbook. Cecilia (who has, in some unspecified way, deformed her own body)

deformó su propio cuerpo) y Pedro (muriendo de SIDA, con una flora que brota de su carne) se convierten en versiones el uno del otro y en el narrador; a la vez, todas sus "enfermedades" se convierten en variaciones del tema de la abyección: la alienación del propio cuerpo. A medida que la metástasis se transforma en una metáfora del deseo, el cáncer se convierte en (auto-)mutilación, se convierte en SIDA, se convierte en la enfermedad de la inconformidad que ataca a algo que se llama "salud". El cuerpo en sí mismo se convierte en un libro, en un objeto de estudio, a tal grado que Cecilia, de una manera algo inútil por acordonarse al mundo, se convierte en su propio "margen". La operación de la que habla el título de Loo es, en parte, la operación del lenguaje como la implacable creación y desmantelamiento de la metáfora a nivel corporal.

Al traducir el título del libro como *Operation on a Malignant Body*, en lugar de la traducción más directa *Operation on a Sick Body*, he tratado de acoger las propias metáforas de Loo sobre el devenir incontenible y aislar una palabra presente en todas partes pero apenas mencionada: *malignidad*, la creciente letalidad que finalmente reclama la vida del autor que se despliega (o, en sus palabras, se desdobla) en las páginas de este libro. Mi intención es que la palabra marque el fallecimiento del autor que se lanza a un futuro incierto con su mantra final de "Voy a mejorar". Lo digo para enfatizar la abyección del cuerpo mismo, que es donde comienza este libro: la suspensión de una pierna adormecida y cancerosa, el narrador separado quirúrgicamente de sí mismo mediante anestesia, por medio de un escalpelo, mientras se presenta en la mesa y en el poema como "carne abierta".

Sin embargo, he intentado traducir estos poemas con tanta fidelidad como me fue posible. Las libertades que me he tomado para la preservación del ritmo, a menudo, han requerido cambios en la simetría. Pero pocos libros son tan conscientes de que la traducción es en sí misma un cambio, un devenir, un acto de movimiento, con el traductor, como el escritor original, como el lector, como el paciente, trabajando para estabilizar, aunque sólo sea por un momento, un significado continuamente en movimiento.

He adquirido varias deudas importantes al traducir este libro para una audiencia angloparlante. Agradezco, primero, a la madre de Loo, Reyna Loo, por concederme el permiso necesario; a los responsables

and Pedro (dying of AIDS, with flora sprouting from his flesh) become versions of one another and the narrator, their "diseases" variations on the theme of abjection: the alienation of one's own body. As metastasis becomes a metaphor for desire itself, cancer becomes (self-)mutilation becomes AIDS becomes the disease of nonconformity attacking something called "health." The body itself becomes a book, an object of study, such that Cecilia, in a somewhat futile effort to cordon herself off the from world, becomes her own "margin." The operation of which Loo's title speaks is, in part, the operation of language as the relentless making and unmaking of metaphor at the corporeal level.

By translating the book's title as *Operation on a Malignant Body*, rather than the more straightforward *Operation on a Sick Body*, I have tried to double down on Loo's own metaphors of unstoppable becoming and isolate a word that is everywhere present but hardly mentioned: *malignancy,* the growing deadliness that eventually claims the life of the author who unfolds himself (*se desdobla*) in the pages of this book. I intend for the term to mark the passing of the author who casts himself into an uncertain future with his closing incantation of "I will get better." I mean it to emphasize the abjection of the body itself, which is where this book begins: the suspension of a numb, cancerous leg, the narrator surgically severed from himself through anesthesia, through a scalpel, while he presents on the table and in the poem as "open flesh."

Otherwise, I have aimed for as direct a translation of these poems as possible. Liberties taken for the preservation of rhythm have sometimes entailed deviations from the original. But few books are as aware of the fact that translation is itself a change, a becoming, an act of movement, with the translator, like the original writer, like the reader, like the patient, working to stabilize, if only momentarily, a meaning continuously on the move.

I have incurred significant debts of gratitude in bringing this book to an English audience. Thanks, first, to Loo's mother, Reyna Loo, for granting me the necessary permission; to the conservators of Loo's literary legacy – Mónica Nepote, Xitlali Rodríguez, and Jonathan Minila – for approving the project; and to Selva Hernández, with

del resguardo del legado literario de Loo -- Mónica Nepote, Xitlali Rodríguez y Jonathan Minila -- por aprobar el proyecto; y a Selva Hernández, con Ediciones Acapulco, por ayudarme a hacer estos contactos. Las traducciones deben mucho a las conversaciones con y comentarios de D. Gilson, Francisco Nava García, y Alberto Quintero Soriano.

Las versiones anteriores de "Occipital", "Temporal" y "Región dorsal" aparecieron en *Waxwing*. Gracias a Curtis Bauer por darle un hogar a estos poemas.

Ediciones Acapulco, for helping me make these contacts. The translations owe much to conversations with and feedback from D. Gilson, Francisco Nava García, and Alberto Quintero Soriano.

Previous versions of "Occpital," "Temporal," and "Dorsal Region" appeared in *Waxwing*. Thanks to Curtis Bauer for giving these pieces a home.

Por la mañana			Por la tarde
Estado gravísimo	{ 42,0 ——	—— 42,0 }	Estado gravísimo
	{ 41,5 ——	—— 41,5 }	
	41,0 ——	—— 41,0	Fiebre muy alta
Fiebre muy alta	{ 40,5 ——	—— 40,5 }	
	40,0 ——	—— 40,0	Fiebre alta
	39,5 ——	—— 39,5 }	
Fiebre alta	{ 39,0 ——	—— 39,0 }	Fiebre
Fiebre	38,5 ——	—— 38,5	Estado subfebril
Estado subfebril	38,0 ——	—— 38,0 }	Supranormal
Supranormal	37,5 ——	—— 37,5	
Normal	{ 37,0 ——	—— 37,0	**Normal**
	36,5 ——	—— 36,5	Subnormal
Subnormal	{ 36,0 ——	—— 36,0	Depresión
Depresión	{ 35,5 ——	—— 35,5	
	35,0 ——	—— 35,0 }	
Algidez	{ 34,5 ——	—— 34,5 }	Algidez
	{ 34,0 ——	—— 34,0	
Estado gravísimo	33,5 ——	—— 33,5 }	Estado gravísimo

6:00 AM EN AYUNAS: Visto sábanas viejas de hospital; rasgadas, rotas. Me llevan en camilla al quirófano. Martes. Puertas, pasillos, puertas, pasillos. Luces. Llegamos. Me dicen que suba a la charola, que me acueste de costado y abrace mis piernas. Se presenta la anestesista: morena, delgada, 34 años aproximadamente y quizá 1.60 m. Me dice su nombre, pero no puedo retenerlo. Que abrace mis piernas fuertemente. La inyección es justo en medio de la espalda, directo a la médula.

No me duerme de golpe como yo pensé.

Sigo despierto y no siento la anestesia. Me preocupa.

Llegó el médico. Llegan otros médicos. Me rodean. Les pregunto y no responden. Ponen un chupón conectado a un cable conectado a una máquina para que indique mi funcionamiento cardiaco y pulmonar. Con una sábana me tapan la vista para que no pueda ver mi pierna a punto de ser intervenida quirúrgicamente. Tiene un cáncer, sarcoma de grado intermedio, que le van a extirpar.

Tengo la carne abierta. Soy carne abierta.

Neo veo y no siento, pero por el balanceo de la pierna sé que han hecho el primer corte. Tengo el pie en el aire, colgando, sostenido por una cuerda. No siento el bisturí, pero sí la presión que ejerce.

6:00 AM FASTING. I wear old hospital sheets; ripped, torn. They roll my gurney to the operating room. Tuesday. Doors, hallways, doors, hallways. Lights. We're here. They tell me to climb onto the table, to lie on my side and hug my legs. Enter the anesthesiologist: dark hair, thin, approximately thirty-four years old and maybe 5 feet, 3 inches tall. She tells me her name, but I can't remember it. They tell me again to hug my legs tightly. The injection goes right into the middle of my back, directly into my bone marrow.

I don't fall right to sleep like I thought I would.

I'm still awake, and I don't feel the anesthesia. This worries me.

The doctor arrives. Other doctors arrive. They surround me. I ask them questions and they don't answer. They affix a suction cup to my chest, connected by cable to a machine that reads my cardiac and pulmonary functions. They cover my eyes with a sheet so that I can't see the leg they're about to operate on. It has cancer, a stage-two sarcoma they're going to remove.

I have open flesh. I am open flesh.

I don't see it and I don't feel it, but by the rocking of my leg I know that they have made the first incision. My leg hangs in the air, held up by a cord. I don't feel the scalpel, only its pressure.

OCCIPITAL

El cuerpo de Pedro es una historia antropométrica. Su belleza no reside en los elementos, sino en la armoniosa proporción que mantiene un dedo con otro dedo con otro dedo con otro dedo con otro dedo hasta formar la mano y la otra mano y la otra mano. Todos los antebrazos, los muslos, sus nalgas. El ritmo con que desplaza su musculatura, carnosidad llamada vida.

ESTERNOCLEIDOMASTOIDEO

Por eso Cecilia ha deformado su cuerpo, para que los objetos no se le metan, para que no se le injerten con sus reglas y sus contextos fastidiosos. Zapatos de mujer, bandera nacional, libros previamente subrayados. Estaba harta de ellos. Cecilia ha deformado su cuerpo para que los objetos no se le metan: se volvió su margen.

OCCIPITAL

Pedro's body is an anthropometric story. His beauty doesn't reside in his body's individual parts, but rather in the harmonious proportion of one finger with another finger with another finger with another finger with another finger as they form a hand and another hand and another hand. Everything: his forearms, muscles, buttocks. The rhythm with which his musculature moves, a fleshliness called life.

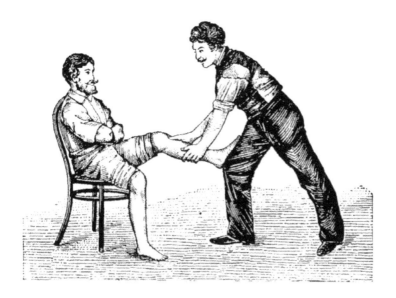

STERNOCLEIDOMASTOID

That's why Celia has deformed her body, so objects don't get inside her, so they don't implant her with their rules, their irritating contexts. Women's shoes, the national flag, already underlined books. She was sick of them. Cecilia deformed her body so that objects don't worm their way into her; she became her own margin.

PARIETAL

Los doctores no entienden que no estar enfermo no implica querer estar sano.

FOSAS NASALES

Paciente: <<El que padece y el que aguarda.>> Ambas acepciones huelen a clínica, a fe en lo aséptico: sala de estar de muros blancos, palabrería que pretende no oler.

GLÁNDULA PINEAL

Como en las grandes películas, no es lo que se logra, sino lo que se alcanza a destruir.

LENGUA

<<El sarcoma de Ewing es un tumor maligno de células redondas. Una enfermedad rara en la cual las células neoplásicas se ubican en el hueso o en tejidos blandos. Las áreas afectadas con más frecuencia son la pelvis, el fémur, el húmero y las costillas.>>

REGIÓN CERVICAL
(SIETE VÉRTEBRAS CERVICALES)

Cecilia me conoció en un tiempo y estado imperfecto: vivo. Diecisiete años, Joy Division en la playera, pantalones rotos, botas negras sobre el asfalto del Centro Histórico. Ganas de no estar aquí y Bauhaus sonando en mis oídos. <<*The passion of lovers is for death, said she / The passion of lovers is for death.* >> Los brazos cortados. Cecilia, su boca contra la mía. Tan ebrios. De la

PARIETAL

Doctors don't understand that not being sick doesn't mean you want to be healthy.

NASAL CAVITIES

Patient: <<One who suffers and one who endures.>> Both senses reek of the clinic, of faith in antiseptic: white-walled waiting room, conversation that pretends not to stink.

PINEAL GLAND

As in the biggest movies, it's not what you can achieve, but what you can manage to destroy.

TONGUE

<<Ewing's sarcoma is a malignant tumor made up of round cells. A rare disease in which neoplastic cells are found in the bone or soft tissue. The most frequently affected areas are the pelvis, the femur, the humerus, and the ribs.>>

CERVICAL REGION
(SEVEN CERVICAL VERTEBRAE)

Cecilia met me in a defective time and state: alive. Sixteen years old, Joy Division t-shirt, torn pants, black boots on the asphalt of Centro Histórico. The desire not to be here and Bauhaus playing in my ears. <<*The passion of lovers is for death, said she / The passion of lovers is for death.*>> Cut arms. Cecilia, her mouth against mine. So drunk. So fast the collision itself enlivened us.

velocidad nos interesaba el golpe. Ella quería ser otro objeto que no fuera una mujer: el filo de algo. Y yo obsesionado en cortarme las venas, rasgarme los brazos. Hurgar en el dolor. Fue por eso.

NERVIO FACIAL

Antropométrica la historia del cuerpo de Pedro. Sus proporciones, piel tibia entre mis brazos, ardua investigación sobre el cosmos. El peso, la gravedad y la distancia de los planetas, su concordancia matemática con la música y así, lo bello le trasfunde una geometría que lo rearticula mecánicamente en torno a la gravitación solar. Brilla. Por eso el atardecer flota y su orina dorada orbita en la estancia como siete esferas, y yo lo contemplo desde el observatorio de mi quietud, que también va en torno a él. Mi deseo por él estalla lentamente en un oleaje tántrico que Cecilia, hoyo negro, chupa: es de noche.

PUENTE DE VAROLIO

<<Para obtener una muestra de tejido es preciso una biopsia incisional: una incisión en la piel para extraer fragmentos del tumor, para evaluarlo.>>

TRAPECIO

Dibujo a Pedro en uno de los muros. Al que le da más luz. Pedro en escorzo mordiendo un durazno. Su traslación a la gráfica se desdobla, por no decir, se voltea contra mí: por culpa de la perspectiva parcial, deforme, que tengo de él, masa concreta. Mi trazo me delata. Mi trazo soy yo. El dibujo soy yo y es la figura de Pedro a la vez. Mezclados. Nuestras piernas y nuestros brazos se expanden en una nueva forma de hermafroditismo. Así nació el sol.

She wanted to be some object other than a woman: the edge of something. And me, obsessed with cutting my veins, slicing my arms. To root around in the pain. That was why.

FACIAL NERVE

The anthropometric story of Pedro's body. His proportions, warm skin between my arms, backbreaking investigation of the cosmos. The weight, gravity, and distance of the planets, his mathematic accord with music, and so on. Beauty infuses him with a geometry that mechanically reassembles him around solar gravitation. He shines. Thus twilight floats and his golden urine orbits the living room like seven spheres, and I contemplate it all from the observatory of my solitude, which turns around him, too. My desire for him slowly explodes in a tantric wave that Cecilia, a black hole, consumes: it's night.

PONS

<<To obtain a tissue sample, an incisional biopsy is necessary: an incision in the skin to extract pieces of the tumor for evaluation.>>

TRAPEZIUM

I draw Pedro against one of the walls. The one that affords him the most light. Pedro in perspective biting into a peach. His passage to the pictorial opens him, if not also turns him against me: because of the partial perspective, deformed, which I have of him, a concrete mass. My sketch gives me away. I am my sketch. I am the drawing and it is the figure of Pedro at the same time. Combined. Our legs and our arms open into a new form of hermaphroditism. This is how the sun was born.

TEMPORAL

Pensaba que era un músculo. Pensaba que un músculo se puede desarrollar sin que implique un problema de salud. ¿No puede uno simplemente estar mal hecho? No, dice el doctor, mientras firma una nota ilegible en la que me envía al

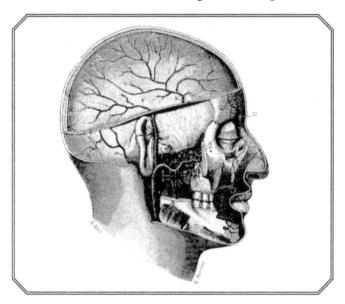

oncólogo. ¿Oncólogo? *Oncología*: véase *problemas*. En los brazos tengo unas bolitas de grasa, las membranas de mis manos son particularmente grandes, los lóbulos de mis orejas no están del todo desarrollados, me truenan los huesos con facilidad, tengo canas desde los diez u once años. ¿Por todo eso me tengo que preocupar también? ¿Son síntomas de males que me acechan y que en cualquier momento se revelarán como incurables? ¿Todo debe tener una cura? ¿Todo debe estar sano? Por supuesto, un doctor no entiende de enfermedades: las elimina. No sé qué les pasa que se les olvida que tomar medicamentos cada ocho o doce horas, si bien no es un martirio, tampoco es emocionante. Y uno espera que esa tos, esa resequedad, esas flemas, esa comezón se pasen solas, igual que un día lluvioso o una mañana soleada. O se integren a uno como la calvicie o la pobreza. No, dice el doctor, y me entrega un pase para que me hagan estudios.

TEMPORAL

I thought it was a muscle. I thought a muscle could develop on its own without implying a health problem. Couldn't this one just be badly made? No, the doctor says, while he signs an illegible note that sends me to the oncologist. Oncologist? *Oncology*: read *problems*. I have lipomas on my arms, the webs between my fingers are particularly large, my earlobes aren't fully developed, my bones break easily, and I've had cavities since I was ten or eleven years old. Now I have to worry, too? Are they symptoms of diseases that creep up and will suddenly reveal themselves as incurable? Doesn't everything have a cure? Shouldn't everyone be heathy? Of course, a doctor doesn't understand diseases: he eliminates them. I don't know what's wrong with people who forget to take their meds every eight or twelve hours – it's not like martyrdom, but it's not exciting either. And one hopes that this cough, this patch of dry skin, this phlegm, this itch – that they will go away by themselves, like a rainy day or a sunny morning. Or come together as one like baldness or poverty. No, the doctor says, and hands me a form that sends me on for testing.

LÓBULO SUPERIOR

La realidad es la sucesión del lenguaje. Ejemplo: <<Estoy enfermo, pero voy a sanar.>> Otro: <<Cecilia estará conmigo>>, me asegura antes de besarme. Ésta es una típica oración performática, es decir, se realiza en tanto que se enuncia. Es decir, su compañía es tan lingüística como mi enfermedad. Es decir: <<Todo estará bien. Todo estará bien. Todo estará bien>>.

MALAR

Del tacto al lenguaje el doctor de blanco salvaje esconde el diagnóstico: palpa algo extraño, lo oculta en su mirada nuetra.

HENDIDURA DE BICHAT

Estar enfermo es *ser* un enfermo: unas lindas vacaciones a tu sana identidad.

HÍGADO

Abro los ojos. La mascarilla de oxígeno, pienso, tiene algún somnífero. El enfermero que la sostiene no deja que se retire de mi boca y mi nariz. Dice que siga durmiendo. Imposible: las luces están completamente encendidas, así no podré dorm . . .

REGIÓN DORSAL
(DOCE VÉRTEBRAS DORSALES)

La historia de Pedro es la historia de la gente contra el cuerpo de Pedro. Un racimo de punzadas que atraviesa el cuerpo de

FRONTAL LOBE

Reality is the succession of language. Example: <<I am sick, but I'm going to get better.>> Another: <<Cecilia will be with me,>> she promises before she kisses me. That's a typical performative sentence, which is to say, it realizes itself as soon as it's said. Which is to say, her companionship is as linguistic as my sickness. Which is to say: <<Everything will be fine. Everything will be fine. Everything will be fine.>>

ZYGOMATIC BONE

From his touch to his tongue the wild white doctor conceals the diagnosis: he feels something strange, hides it in a dispassionate look.

BICHAT FISSURE

To be sick is *to be* a sickness: a pleasant vacation for your healthy identity.

LIVER

I open my eyes. The oxygen mask, I think, contains a sleeping aid. The nurse presses it tightly to my mouth and nose. He says go to sleep. Impossible: the lights are completely lit, so I can't sle . . .

SPINAL REGION
(TWELVE SPINAL VERTEBRAE)

Pedro's story is the story of the People vs. Pedro's Body. An array of pins that pierce Pedro's body at countless angles:

Pedro desde varias perspectivas: alfiletero o mártir. Cultura: teoría amorfa que le han injertado meticulosamente desde niño o niña en cada poro de su piel morena, ojos negros, barba cerrada; en una acupuntura que ha devenido en ortopedia que ha devenido en fascismo: la legislatura rígida de lo que han definido como *naturaleza*. *Naturaleza*: lo que es y lo que no es *normal*. Ajustes perimétricos a su carne, diseccionándola múltiples veces y rearmándola según la multiplicación de una de sus piezas o por la división del todo: teorías estéticas, teorías de género, teorías políticas, teorías evolucionistas impuestas sobre sus órganos, líquidos, músculos y dientes. Le podaron en ángulos rectos. Le configuraron y reconfiguraron el sistema nervioso según políticas internacionales. Pero la elasticidad de sus huesos no podía más. Pero la capacidad de resanar de su cráneo no hubiese resistido otra investigación. Por eso lo traje conmigo. Por eso hubo que extraerle el cuerpo y traerlo aquí, al cuerpo.

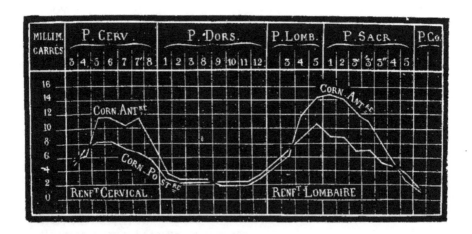

pincushion or martyr. Culture: an amorphous theory meticulously implanted in him since boyhood or girlhood, in every pore of his brown skin, black eyes, and beard; through acupuncture that has become orthopedics that has become fascism: the rigid legislation of what they have defined as *natural*. *Natural:* what is and is not *normal*. You set perimeters around his flesh, dissecting and reassembling it again and again in accordance with one of his pieces or from the division of everything: aesthetic theories, gender theories, political theories, evolutionary theories forced upon his organs, fluids, muscles, and teeth. They molded him into right angles. They configured and reconfigured his nervous system according to international politics. But the elasticity of his bones couldn't take any more. But his capacity for mental recovery would not have withstood another investigation. That's why I brought it with me. That's why I had to extract it from his body and bring it here, to my body.

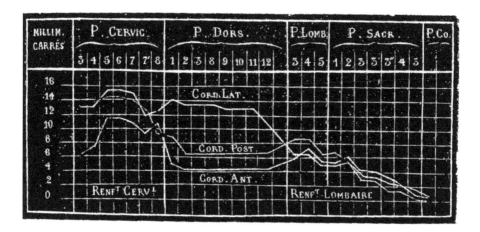

CEREBELO

Y un día Cecilia se fue. Se dice que entabló otra relación, otras, muchas, demasiadas. ¿Cuántas son demasiadas? ¿Quién juzga—porque Cecilia no, seguramente—que son demasiados? Entonces ésta ya no es la historia de Cecilia, sino la historia de los juicios sobre Cecilia: lo que se dice, lo que me llega. Los testimonios no embonan aunque coinciden: culpable.

CUBITAL POSTERIOR

Cecilia es biológicamente mujer: biomujer; por ello, debe tener hijos, le indica, no su cuerpo, que ya está harto de sus ideas y sus discursos independentistas, sino el otro cuerpo en donde ella está inserta: la sociedad. La familia quiere, necesita nuevas células para subsistir. De no procrear, Cecilia será una célula anómala: cáncer.

Por salud al cuerpo social, de no ser útil la célula, se prescribe la extracción de la mujer-tumor.

CLÁVICULA

Ésta es la historia de un sarcoma en mi pierna izquierda que casi me rompe el fémur. Ésta es la historia de cómo casi me tienen que mutilar una extremidad. Ésta es la historia de lo que pensaba hacer si me cortaban la pierna. Ésta es la historia de mi cuerpo desnudo siendo operado, abierto, anestesiado y zurcido para sanar. Ésta es la historia de todas las historias lindas que me contaría la gente una vez me hayan diagnosticado la amputación. Ésta es la historia de los días de recuperación, del tubo que drena la sangre sucia.

CEREBELLUM

And one day Cecilia left. They say that she started another relationship, others, a lot, too many. How many are too many? Who decides — surely not Cecilia — how many are too many? Then the story isn't Cecilia's, but rather the story of judgments about Cecilia: what they say, what gets back to me. The testimonies don't fit, although they agree: guilty.

POSTERIOR ULNA

Cecilia is biologically a woman: biowoman; accordingly, the body tells her that she should have children. Not her body, which is already sick of their ideas and their discourse of freedom, but the other body in which she is inserted: society. The family wants, needs new cells to survive. If Cecilia doesn't procreate, she'll be an anomalous cell: cancer.

For the health of the social body, since the cell isn't useful, they prescribe the extraction of the woman-tumor.

CLAVICLE

This is the story of a sarcoma in my left leg that nearly breaks my femur. This is the story of how they almost have to mutilate my extremity. This is the story of what I thought about doing if they cut off my leg. This is the story of my naked body being operated on, opened, anesthetized, and stitched up to heal. This is the story of all the lovely stories people would tell me once they ordered amputation. This is the story of the days of recuperation, of the tube that drains my dirty blood.

MAXILAR SUPERIOR

Le pregunto al doctor qué tengo (algo), ¿y que es? (una bola), ¿es un tumor? (vamos a hacer unos estudios), ¿que tengo? (hay que hacer una biopsia), es cáncer? (. . .)

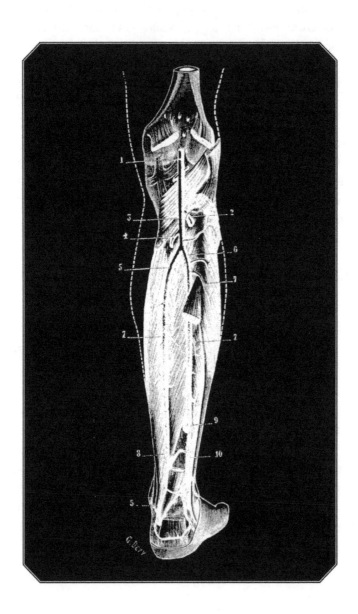

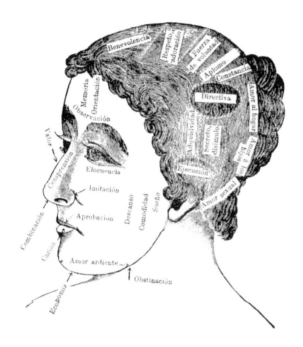

UPPER MAXILLARY

I ask the doctor what I have (something), what it is (a mass), if it's a tumor (we're going to run some tests), what I have (we have to do a biopsy), is it cancer? (. . .)

TUBÉRCULOS CUADRIGÉMINOS

Perdido en las habitaciones de tu propio cuerpo donde hay una remodelación insólita: las ventanas todas se han mudado a un solo costado y se abren de par en par, palpitantes, para mirarme a escondidas. Tú y yo en el comedor, Pedro. Te preparo carne con tierra. Comemos sin hacer comentario y tienes la sensación del brote de una mano fantasma que se alarga por debajo de la mesa para tocar mi perna, mi bragueta. Ríes de nervios. Algo te falta y tu dermis cree que yo te lo daré. Colorido, brillante, tu cuerpo un campo de girasoles que se retuerce para buscarme. Se te gira la columna vertebral cuando paso detrás de ti.

VESÍCULA BILIAR

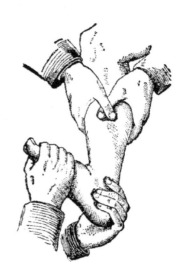

Por las noches, Pedro y Cecilia salen a jugar. Se convierten en la Caperucita Roya y el Lobo Feroz. Ahí los tienen, quitándome el sueño, correteándose por los pasillos. Pedro con su vestido a cuadros ondeando, enseñando las bragas mientras Cecilia le muestra unos colmillos enormes. Ella lo atrapa. No es gran logro: Pedro corre como niña. Entonces, Caperucita temerosa se convierte en un ratón, resbala de las garras del lobo y se escapa por un hoyo. Cecilia se mete al agujero metamorfoseándose en un hurón, pero, en cuanto alcanza al roedor, se vuelve gato. Atrapa al ratón, pero el ratón tuene rabia y a Cecilia se le llena de espuma el hocico hasta que muere. Y por fin puedo dormir. No: Pedro rompe a llorar inconsolable frente al cadáver. Qué nena.

CORPORA QUADRIGEMINA

Lost in the rooms of your body, a curious renovation: all the windows have moved to one side and thrown themselves open, pounding, to watch me in secret. You and me in the dining room, Pedro. I make portabellas. We eat without speaking and you feel the sensation, the sprout of a phantom hand, reach under the table to touch my leg, my fly. You laugh nervously. You're missing something that your skin believes I'll give you. Colorful, brilliant, your body a field of sunflowers that twist to look for me. Your spinal column turns when I pass behind you.

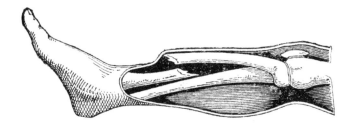

GALLBLADDER

At night, Pedro and Cecilia come out to play. They turn into Little Red Riding Hood and the Big Bad Wolf. There they go, leaving me to dream, scampering down the hallways. Pedro in his wavy, boxy little dress, flashing his panties, while Cecilia shows off her enormous fangs. She catches him. No big deal: Pedro runs like a little girl. But then the terrified Little Red Riding Hood becomes a rat, slips from the wolf's claws, and escapes through a hole. Cecilia squeezes inside by morphing into a ferret, but as soon as she reaches the rodent, she turns into a cat. Cecilia traps the rat, but the rat has rabies and floods Cecilia's mouth with foam until she dies. And at last I can sleep. No: Pedro breaks into inconsolable tears over the body. Such a baby.

REGIÓN LUMBAR
(CINCO VÉRTEBRAS LUMBRARES)

Voy a contarte la historia de por qué eres tonta, Cecilia: hay veces que me muerdo las uñas del enojo porque no sabes los porqués de la belleza de la naturaleza verde o bermellón. Voy a contar tu historia. Estoy contando tu historia. Estoy contando tu historia. ¿La entiendes? ¿La entiendes? No la entiendes. Voy a contar tu historia: engrapadora. Cecilia, tú no escuchas en tu cabeza las razones que nos vienen del cielo. No escuchas porque eres tonta. Tú no entiendes. Engrapadora. Engrapadora. Porque con la engrapadora se te castiga, porque es importante que la gente se divierta con la ley y castigarte nos hace aplaudir mucho. ¿Entiendes? ¿Entiendes? No entiendes. Pero, Cecilia, estamos seguros de que un día entenderás tu propia historia y abrirás los ojos al cielo para ser bendita de engrapadoras y muebles de oficina. Ceniceros, sillas reclinables. Engrapadora vieja, oxidada. Porque con ésa se te castigan tus faltas y vicios. Voy a contar tu historia de forma lineal: engrapadora. Golpeada con la engrapadora en la cabeza y la sangre un nuevo dialecto a nuestro servicio escurriéndote: tú. Se te debe imponer la voluntad de la engrapadora porque eres tonta y nos gusta aplaudir. Irradia orden la engrapadora vieja, oxidada; ya lo verás, un día cuando veas las palmas de tus manos. Tonta, así te llamas. Por eso, tú, que te llamas Tonta, te has dedicado con lujo de detalle a sabotear el orden del Castigador. Te hemos visto en las noches bordando tu cuerpo con pequeñas tretas para no obedecer. Te hemos visto: quieres ponerte tu propio nombre y ser de ti, tuya como si fueras un objeto que no nos perteneciera. Te hemos escuchado llorar tras los muros, encerrada en el baño, fumando a escondidas sin nuestro permiso. No nos gustan tus muecas, tus respuestas, tus gestos al andar. No sabes quién eres y por eso te has dedicado a buscarte con desesperación: reniegas de comer naranjas cuando te lo indicamos. Has dibujado desobediencias en tu cuerpo. Has rodeado el orden de la engrapadora que te mira desde el escritorio y te irradia

LUMBAR REGION
(FIVE LUMBAR VERTEBRAE)

I'll tell you why you're stupid, Cecilia: sometimes I want to scratch my eyes out because you don't understand the whys behind the beauty of green or vermilion nature. I'll tell your story. I'm telling your story. I'm telling your story. Do you understand? Do you understand it? No, you don't. I'll tell your story: stapler. Cecilia, don't you hear the explanations that come to us from the heavens? You don't because you're stupid. You don't understand. Stapler. Stapler. Because they punish you with the stapler, because it's important that people revel in the law and punishing you makes us applaud. A lot. Understand? Understand? You don't. But Cecilia, we're sure that one day you'll understand your story and open your eyes to the heavens and be blessed with staplers and office furniture. Ashtrays, recliners. Old, rusted stapler. Because that's how they punish your defects, your vices. I'm going to tell your story in linear form: stapler. Hit on the head with the stapler and, as we insist, you gush the blood of a new dialect: you. You should submit to the stapler because you're stupid and like applause. The old, rusty stapler radiates order; you'll know that one day when you see the palms of your hands. Stupid, that's your name. That's why you, who are called Stupid, have dedicated yourself with such elaborate detail to sabotaging the order of the Punisher. We've seen you embroidering your body with little tricks of disobedience. We've seen you: you want to assume your own name and be yourself, as if you weren't an object that belonged to us. We've heard you cry slumped against the walls, locked in the bathroom, smoking in secret without our permission. We don't like your grins, your answers, your efforts to leave. You don't know who you are, and that's why you've dedicated yourself to searching for yourself so desperately: you refuse to eat oranges when we tell you to. You've scrawled insolence on your body. You've evaded the order of the stapler that watches you from the desk and radiates order and health. But you don't

orden y salud. Pero tú no lo aprecias: tienes miedo porque eres tonta y sabes que un día te voy a contar tu vida para que la entiendas. Has deformado irremediablemente tu cuerpo para estar en contra de las cosas. Tu cuerpo es el perímetro del orden: te haces llamar Engrapadora, su margen.

BULBO RAQUÍDO

Conocí a Cecilia hace mucho. Nuestros cuerpos jóvenes, promesas, pura potencialidad que desperdiciamos. El cabello, un poco largo, me enredaba las ideas y ella no tenía control, no lo quería. Pero ahora, tantos años después, la veo: la misma y otra, sus movimientos corporales más controlados, su vestimenta más planificada. Me dice que ha cambiado mucho, que es más tranquila, una buena persona, que confíe en ella y abra los ojos. Abro los ojos. Veo a los cirujanos: sus guantas salpicados de mi sangre.

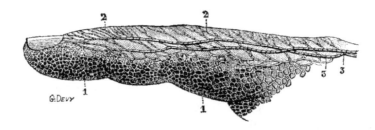

GLÚTEO DERECHO

Cecilia y yo dejamos algo en el camino. O no dejamos las migajitas de pan para volver a las primeras caricias. O el tacto de uno llega al otro con mucho tiempo de retraso, o accidentalmente está dirigido a otra dirección; o está traspapelado. O estamos en el mismo cuarto del hotel, pero en fechas distintas como en un poema de Enrique Lihn. O su mirada ya no me ve cuando estoy frente a ella. O yo ya no la encuentro. O ya no la busco. O hay más posibilidades en vez de ella y yo. O la disyuntiva tiene dos filos y con ambos nos dividió.

appreciate it: you're afraid because you're stupid, and you know that one day I'm going to tell the story of your life so that you can understand it. You've irredeemably deformed your body to stand against everything. Your body is the perimeter of order: you must be called Stapler, its margin.

MEDULLA

I met Cecilia a long time ago. Our young bodies, promises, pure potential we wasted. Her hair, a little long, tangled me up with ideas, and she didn't have control, didn't want it. But now, so many years later, I see her: the same and the other, the movements of her body more controlled, her outfit plainer. She says that she has changed a lot, that she's calmer, a good person, that I should trust her and open my eyes. I open my eyes. I see the surgeons: their gloves sprayed with my blood.

RIGHT GLUTEUS

Cecilia and I left something in the street. Or we didn't leave breadcrumbs to find our way back to first contact. Or the long, lingering touch of one on the other, or the accidental misdirection; or the misplacement. Or we are in the same hotel room, but on different dates like in an Enrique Lihn poem. Or her look that I don't see when I'm in front of her. Or now I don't find it. Or now I don't look for it. Or there are a thousand possibilities, millions of possibilities instead of her and me. Or the dilemma has two edges and both divide us.

LÓBULO INFERIOR DERECHO

Enfermedad: <<Alteración más o menos grave de la salud || Pasión dañosa o alteración en lo moral o espiritual. "La ambición es una enfermedad que difícilmente se cura". "Las enfermedades del alma o del espíritu". Quédate a dormir conmigo para que te enfermes de mí". // Anormalidad dañosa en el funcionamiento de una institución, colectividad, etc.>>

MÁNDIBULA

Fue necesario para mi cuerpo retenerte. Pedro, fue necesario retenerte hasta convertirte en parte de mi cuerpo: tumor, un *te quiero* deformante, el pavor de tenerte cerca, creciendo, pasión dañosa, inestabilidad buscada; salir de salud.

ÁRBOL DE LA VIDA

Una vez, para que la familia de Pedro lo acepte, así, doblegado y dándoles la razón, salió a la cena navideña, completa, pulcramente heterosexual: mujer.

PÍLORO

Ésta es la historia de *mi* enfermedad. Apropiación del enemigo. Acogimiento. Ésta es mi historia estando enfermo: *soy* un enfermo. El doctor de blanco salvaje, alto, de mirada generosa, localiza y marca el tumor. Mi tumor, tan mío como mi cabeza o mis pulmones, que quizá más lentamente, pero también me quieren matar.

RIGHT LOWER LOBE

Sickness: << A more or less serious change of health ||A harmful passion or change of morality or spirituality. "Ambition is a difficult sickness to cure." "Sicknesses of the soul or the spirit." "Stay and sleep with me tonight so you get sick of me." || Harmful abnormality in the functioning of an institution, collective, etc.>>

JAW

My body needed to hold you. Pedro, it needed to hold you until you became part of my body: tumor, a deformed *I love you*, the dread of having you close, growing, harmful passion, saught instability: the loss of health.

TREE OF LIFE

Once, so that Pedro's family would accept him, this way, broken and agreeable, he went to Christmas dinner, complete, exactingly heterosexual: woman.

PYLORIC SPHINCTER

This is the story of *my* illness. The enemy's appropriation. Guardianship. This is my story of being sick: *I am* a sickness. The wild white doctor, tall, with a generous gaze, isolates and identifies the tumor. My tumor, just as much mine as my head or my lungs, which also want to kill me, if perhaps more slowly.

EL SACRO
(CINCO VÉRTEBRAS SOLDADAS)

Cecilia y yo. Los cuerpos que fuimos, la imágines fotográficas irrepetibles. Cecilia y yo besándonos desde adentro de dos cuerpos con los ojos cerrados como si la imagen misma perpetuara lo que estábamos pensando o sintiendo durante ese *flash*, ese negro, esos labios.

NERVIOS ESPINALES

<<El sarcoma de Ewing es más frecuente en hombres, presentándose usualmente en la infancia o en la juventud, con un pico entre los diez y veinte años de edad. Treinta por ciento de los afectados tienen una presentación franca. Los pacientes frecuentemente experimentan dolor óseo intenso.>>

PULMÓN DERECHO

Quiero a Pedro. Lo quiero y mi quererle me lleva a comerle y a vomitarle. A comerle de nuevo y volver el estómago. A tragarle completo, apropiármelo y expulsarle de mí hasta quedar hueco, débil, destruido. Atacarme engulléndole para vaciarme, buscar el vértigo donde confundido me funda con él, expulsarle hasta de mí no quede nada y no puedan diferenciarme de lo que de él reste. Acabarme desde dentro, necesitarle, quererle, aniquilarme, comerle hasta destruirme y ser él. Lo quiero.

TABIQUE NASAL

Abro los párpados: médicos. Cierro los párpados: médicos. Han entrado en mi cabeza también. Realizan la cirugía en todas partes.

SACRUM
(FIVE SOLDERED VERTEBRAE)

Cecilia and me. The bodies we were, the uniterable photos. Cecilia and I kissing from inside two bodies with our eyes closed as if that very image would capture what we were thinking and feeling during that *flash*, that black, those lips.

SPINAL NERVES

<<Ewing's Sarcoma is most frequent in men, presenting usually in infancy or adolescence, with the majority between ten and twenty years old. Thirty percent of those affected are metastatic at presentation. Patients frequently experience intense bone pain.>>

RIGHT LUNG

I love Pedro. I love him and my love for him leads me to eat him and throw him back up. To eat him again and throw him up again. To swallow him whole, absorb him and purge him until all that remains is bone, weak and destroyed. To destroy myself by devouring him to the point of depletion, to find the disequilibrium that confounds me with him, to purge him until nothing remains and they can't differentiate me from what's left of him. To end myself from inside, to need him, love him, annihilate him, eat him until I destroy him and am him. I love him.

NASAL SEPTUM

I open my eyes: doctors. I close my eyes: doctors. They've bored into my head, too. They're performing surgery everywhere.

MÉDULA OBLONGA

Los cirujanos saben cómo funciona mi cuerpo, no lo que quiere.

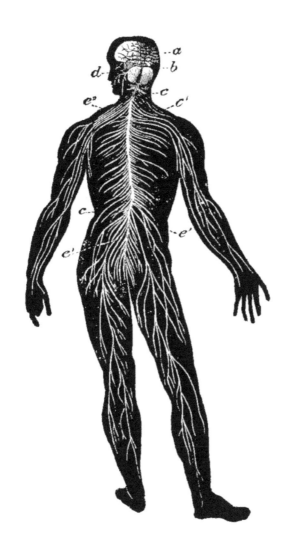

MEDULLA OBLONGATA

Surgeons know how my body functions, not what it wants.

MÉDULA ESPINAL

Cecilia llegó después. Nadie tiene noticias de mí. Han pasado horas, cuatro con exactitud, y ni los camilleros, las recepcionistas, los doctores tienen noticias. No saben dónde me localizo. No estoy registrado en ninguna cama de ningún pasillo de ningún piso. Hubo o no hubo problemas durante la operación. Ha acabado o no. No hay reporte. Cecilia le pregunta a mis familiares. No saben nada. Encuentra a Pedro casi escondido en la sala de espera. No saben qué decirse. Ella no se acerca para no descubrirlo ante mi familia. Hay un silencio blanco, huele a cloro, una intersección de paredes blancas donde los tres nos encontramos.

INTESTINO DELGADO (DUODENO)

La prótesis, lo artificioso, materiales ajenos, pero diseñados para lo que llamamos normalidad. Ejemplo: las caricias, llenas de intenciones resanadoras.

COXIS (CUATRO VÉRTEBRAS SOLDADAS)

Sí, mi familia (mi madre y mi hermano. Mi padre no). Necesitan hablar: enfermos. Síntoma: preocupación por mí. Yo: foco de infección que no quiere volver a tocar el tema. No puedo. Poder: ser más fuerte que alguien, ser capaz de vencerle. Necesitan hablar. Hablar es comprender, poseer, entender, diagnosticar y erradicar. Los evito, cuido que no me infecten de su miedo.

SPINAL CORD

Cecilia showed up later. No one knows anything. Hours have passed, four to be exact, and neither the orderlies, nor the receptionists, nor the doctors have any news. They don't know where I am. I'm not registered to any bed in any hallway on any floor. There were or were not problems during the operation. It's over or not. There's no report. Cecilia asks my family. They don't know anything. She finds Pedro almost hidden in the waiting room. They don't know what to say to each other. She doesn't get close to him; she doesn't want my family to see him. Here a white silence, the smell of bleach, an intersection of white walls where the three of us meet.

SMALL INTESTINE
(DUEDENDOM)

The prosthetic, the artful, foreign materials, but designed for what we call normality. Example: caresses, replete with restored intentions.

COCCYX
(FOUR SOLDERED VERTEBRAE)

Yes, my family (my mother and my brother, not my father). They need to talk: sick. Symptom: their concern for me. Me: focus of infection who doesn't want to touch the subject again. I can't. To be able to: to be stronger than everyone else, to be capable of victory. They need to talk. To talk is to understand, possess, comprehend, diagnose, and eradicate. I avoid them, careful they don't infect me with their fear.

RADIO

Cecilia, en la sala de espera del hospital, sentada en una banca a punto de romperse, esperando saber noticias de mí. Para evadirse trata de leer:

Imposible: todas las novelas hablan de nosotros.

DIAFRAGMA

Ésta es una novela decimonónica, por entregas semanales, realista hasta el último detalle del vestido de Cecilia, la protagonista. Ésta es una investigación fenomenológica sobre la estupidez humana particularizada en la mujer. Ésta es una novela de género escrita para todo público y pensada en su consumo masivo. Es decir, abundan las escenas de sexo y humillación hasta niveles irracionales. Destacan los antagonistas multitudinarios, rencorosos, invencibles: una sociedad entera que a lo largo de 37 capítulos atacarán los inocentes sueños de Cecilia, adentrándola en una realidad cada vez más sórdida, como por un tobogán o una cloaca hasta lo más recóndito de la condición humana: el éxito, la fama, las grandes ventas. Se anuncia ya una adaptación al cine.

CAVIDAD ORBITARIA

Cuando digo: <<Yo estoy aquí>>, hago que la voz hablante coincida con mi persona: me hace <<persona>> <<hablante>> <<inserta>> en un <<marco>> <<especio-temporal>>: <<aquí>> y <<ahora>>. Es decir, asumo este <<entorno>> como <<presente>>. Ejemplo: <<El sarcoma de segundo grado en la pierna izquierda ha invadido mi lenguaje, la visión de mí y de mi entorno>>. Es decir: lo que sucede, sucede en el lenguaje, me digo y cierro los ojos. Lo que <<sucede>> <<es>> <<lenguaje>>, me digo y cierro los ojos. Cerrar los ojos a lo que sucede: el lenguaje oscuro de no parpadear.

RADIUS

Cecilia, in the hospital waiting room, seated on a bench that's almost falling apart, waiting to hear news of me. To distract herself she tries to read.

Impossible: every novel speaks of us.

DIAPHRAGM

This a nineteenth-century novel, published in installments, realistic down to the final detail of the protagonist's, Cecilia's, dress. This is a phenomenological investigation into the stupidity of humanity epitomized in woman. This is a novel about gender written for the public and conceived in mass consumption. That is to say, scenes abound to an absurd degree with sex and humiliation. Numerous spiteful and invincible antagonists emerge; an entire society spread out across thirty-seven chapters will destroy Cecilia's innocent dreams, plunging her even further into a sordid reality, as if on a toboggan or through a cloaca, until she realizes the human condition: success, fame, huge sales. They've already announced a film adaptation.

ORBITAL CAVITY

When I say: <<I am here>>, I make my speaking voice coincide with my person. I become <<person>> <<speaker>> <<inserted>> in a <<spacio-temporal>> <<mark>>: <<here>> and <<now>>. That is to say, I regard this <<setting>> as <<present>>. Example: <<The stage-two sarcoma in my left leg has invaded my language, my vision of myself and my surroundings.>> That is to say: what happens, happens in language, I tell myself and close my eyes. What <<happens>> <<is>> <<language>> I tell myself and close my eyes. Close my eyes to what happens: the dark language that doesn't blink.

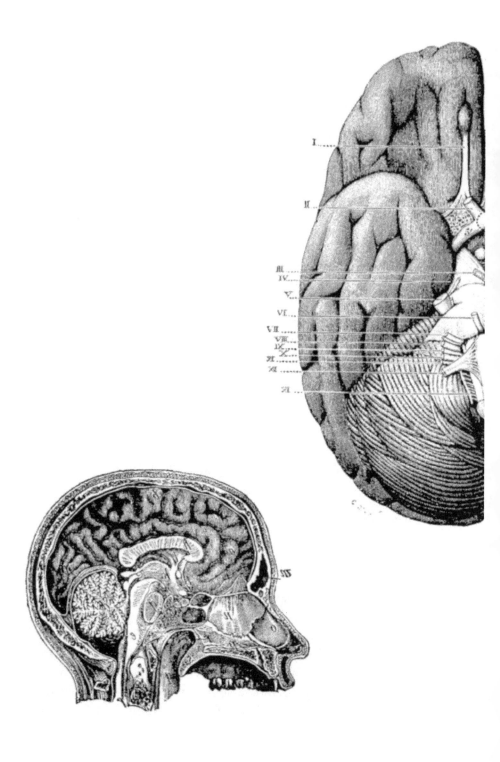

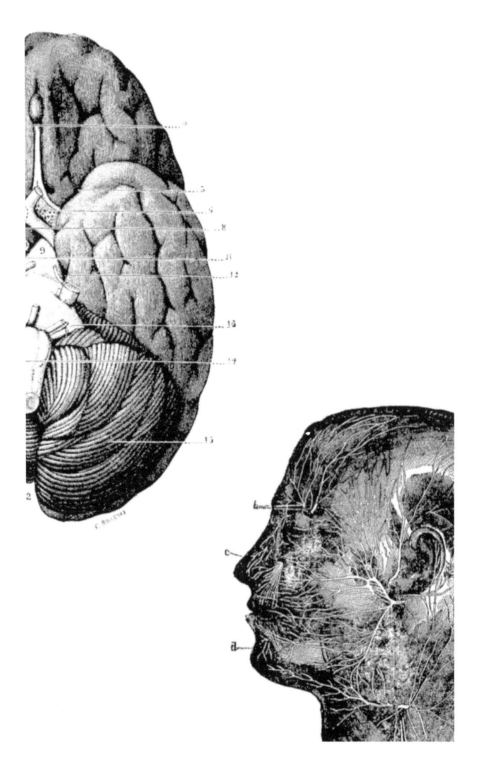

CALAMUS SCRIPTORIUS

Cecilia lee entrelineas la reseña:

▮▮▮▮▮ *novela decimonónica, por entregas semanales, realista* ▮▮▮▮▮
▮▮▮ *investigación fenomenológica,* ▮▮▮▮▮
escrita para todo público ▮▮▮▮▮
▮▮▮▮▮
▮▮▮▮▮ *37*
capítulos ▮▮▮ *inocentes sueños* ▮▮▮▮▮
▮▮▮▮▮ *condición humana* ▮
▮▮▮▮▮
▮

Patalea furiosa. Vuelve a leer:

▮▮▮▮▮ *Cecilia,* ▮▮▮
▮▮▮▮▮
▮▮▮▮▮ *mujer.*
▮▮▮▮▮ *para su consumo masivo.* ▮
▮▮▮▮▮ *sexo y humillación* ▮▮
irracional ▮▮▮ *antagonista* ▮▮▮
▮▮▮▮▮ *Cecilia*
▮▮▮ *sórdida,* ▮▮▮ *tobogán o* ▮
cloaca ▮▮▮▮▮ *humana:* ▮
▮▮▮▮▮
▮

Complacida.

CALAMUS SCRIPTORIUS

Cecilia reads the summary between the lines:

███████ *nineteenth-century novel, published in installments,* *realistic* ██
████████████ *phenomenological investigation* ██████████
██
written for the public ████████████████████████████
██
██
████████████████████████ *thirty-seven chapters* ███
██████████ *innocent dreams* ████████████████████
██
████████ *human condition* █████████████████████
██

She kicks furiously. Rereads:

██
████████████████████████████████████ *Cecilia,*
██
████████████████ *woman.* ███████████████████████
████████████████████████████ *for mass consumption.*
████████████████████████████████████ *sex and*
humiliation. spiteful ████████████ *antagonist* █████
██
Cecilia ████████████████████████████████ *sordid*
████████ *toboggan or* ██████ *human cloaca* █████
██
████████████████████████████

Delighted.

INTESTINO GRUESO (CIEGO)

La enfermera que me tomó las radiografías no se evitó la curiosidad de picar con su dedo mi antes músculo y ahora sarcoma. <<Está grande>>, dijo.

VÉRTEBRA CERVICAL

Tengo siete años de nuevo. Llega mi padre, me examina los ojos, la lengua, la respiración. No tengo síntomas, pero estoy enfermo. ¿De qué? No dice. Insisto. Me pone nervioso. Me pongo a llorar. Me dice el nombre de la enfermedad para tranquilizarme, pero no explica qué quiere decir ni cuándo me voy a morir. Él me va a curar. Yo no entiendo nada. No me siento mal. Me dice que no le diga a mi mamá ni a mi hermano. Le prometo guardar silencio, pero por mi parte busco en el diccionario: <<Inclinación hacia la relación erótica con individuos del mismo sexo || Práctica de dicha relación>>.

GEMELOS DERECHOS

Mi cuerpo se escapa de mí en un descuido. Va rumbo a Pedro. Se corta: ése, su primer obsequio. No lo que le va a entregar, sino lo que se está cercenando para gustarle, para que le sonría. Adiós al brazo derecho con el que dibujo lo que pienso. Nervioso, como un adolescente ajustando su peinado para la gran cita. Se rebana lo que le pueda desagradar, el lado negativo que hundiría su futura relación en un bosque oscuro, lleno de intercambios inconexos, un precio injusto que amarga la boca. Adiós al humor dentado de un solo corte, fino, casi quirúrgico. Prevé al arrancarse en partes, al protegerse de antemano con esta navaja que se le mete. Adiós a las nubes. Envidia, odio, rencor caen al suelo, pétalos de margaritas: me quiere, no me

LARGE INTESTINE (CECUM)

The nurse who took the x-rays couldn't contain her curiosity to pick at what used to be bone and is now sarcoma. <<It's big>>, she said.

CERVICAL VERTEBRAE

I'm seven years old again. My father arrives, examines my eyes, my tongue, my breathing. I don't have any symptoms, but I'm sick. From what? He doesn't say. I persist. He makes me nervous. I start to cry. To calm me down, he tells me the name of the disease, but doesn't explain what he wants to say or when I'm going to die. He's going to cure me. I don't understand anything. I don't feel sick. He tells me not to tell my mother or brother. I promise to keep silent, but for my own sake I look up the disease in the dictionary: <<Inclination towards erotic relationships with members of the same sex || Practice of said relationships.>>

RIGHT CALVES

My body escapes me in a moment of carelessness. It heads straight for Pedro. It cuts itself: its first sacrifice. Which it won't offer him, but which it amputates to make him happy, to make him smile. Goodbye to the right arm with which I draw my thoughts. Nervous, like an adolescent fixing his hair for a big date. It slices off whatever may upset him, the negativity that would plunge its future relationship into a dark forest, full of missed connections, an unfair cost that embitters the mouth. Goodbye to my biting sense of humor, one cut, final, almost surgical. My body anticipates cutting itself into parts, steeling itself in advance with this knife that attacks it. Goodbye to the clouds. Envy, hatred, rancor fall to the floor, daisy petals: he

quiere, para que me quiera, para que le guste. Está nervioso. Pedro le aguarda en una distancia marmórea donde no alcanza a ver el escurridero, donde los borbotones parecen juegos de pirotecnia. Los doctores en quirófano notan cambios en el ritmo cardiaco. La respiración se agita. Disyuntiva de mi cuerpo: no sabe qué hacer con la esperanza, esa traidora de buenos ojos y dulces consejos. Así que le arranca de tajo las piernas, las manos y la mandíbula para que se quede sin contarle sus ideas. Suspira. Ha tasajeado de él lo indeseable, lo izquierdo, lo que tenía colmillos, la parte enferma, la zona viva. Rumbo a él, sangrante carnicero, va.

ISQUIÓN DERECHO

Cecilia y Pedro salen a jugar. Cecilia no se convierte en nada todavía, pero como Pedro se ha vuelto verdugo, la persigue en el bosque, por hechicera. Cecilia le da la razón y se transforma en un equino azabache en cuyos ojos relampaguea el mal. El verdugo, después de todo, sigue siendo Pedro: le da miedo y regresa a mi regazo. Cecilia, ya encarrerada, va al poblado más cercano a cundir el terror. No la culpo: si me llevasen a la hoguera, por qué no arder.

LÓBULO INFERIOR IZQUIERDO

La enfermera me dice que verá si el doctor me quiere atender, porque no tengo cita. Y le pregunto qué debo de hacer si el doctor no me *quiere* revisar:

a)   ¿Correr o saltar de a cojito a Urgencias?
b)   Taclearla, enfermerita infranqueable, hasta acceder al doctor como, de hecho, y ella lo sabe, he llegado.
c)   Darle un chingadazo con la muleta.

Déjeme ver, creo que ahorita está desocupado, me dice amablemente.

loves me, he loves me not, so he loves me, so he likes it. It's nervous. Pedro holds my body at a marbled distance from which he can't see the drain, where the gushes look like a pyrotechnic game. The operating room doctors note a change in cardiac rhythm. Respiration increases. Disjoined from my body: it doesn't know what to do with hope, that traitor with nice eyes and sweet words of advice. So it chops off its legs, its hands, its jaw, so that it sits there without telling him what it's thinking. It sighs. It's cut from him the undesirable, the left, what had fangs, the sick part, the live part. Straight to him, bleeding cancer, go.

RIGHT ISCHIUM

Cecilia and Pedro come out to play. Cecilia doesn't transform right away, but Pedro has turned into an executioner, and he chases her into the forest for being a witch. Cecilia agrees with him and becomes a black horse in whose eyes lightning flashes evil. The executioner, in the end, remains Pedro: he scares her and she retreats to my lap. Cecilia, now trapped, travels to the nearest town to spread terror. I don't blame her: if they carried me to the bonfire, why not burn.

LEFT INFERIOR LOBE

The nurse says she'll have to see if the doctor wants to see me, because I don't have an appointment. And I ask what I'm supposed to do if the doctor doesn't *want* to:

a) Run or hop on one leg to the emergency room?
b) Tackle her, this impassable little nurse, until I gain access to the doctor, because, in fact, and she knows it, I have arrived.
c) Whack her with my crutch.

Let me see, I believe that right now he is available, she says amicably.

NASAL

Pedro piensa que cuando la gente detecta esos movimientos suyos, esa ligera flexibilidad de su cuerpo, amanerado, inmediatamente descubren, no tanto su sexualidad, sino la misma imagen de él: su rostro sudoroso mientras es penetrado por otro hombre. Él imagina que la gente al verlo lo ve a cuatro patas pidiendo ser embestido, que la gente sabe –y lo sabe, a decir verdad— que, como esas aves que esponjan su plumaje, así su piel se expande en una rosa cuando otro hombre le mete un dedo por el ano y le comienza a hurgar. Nadie se detiene a imaginar a los heterosexuales en actos impúdicos. Son heterosexuales y ya. Pero en su caso, lo sabe, su privacidad sale a todas luces: a la calle, a la vista de niños burlones de su infancia. Sus padres, compañeros del trabajo, la gente que camina a su lado. Y es cierto, él iba caminando en la banqueta de enfrente aquella tarde cuando, al verlo, automáticamente lo vi jadeando, revolcándose en la cama, abandonándose. Así lo conocí. Crucé la calle, lo intercepté, lo miré a los ojos para que supiera que yo ya lo había visto engullendo y lamiendo: que eso quería de él.

APÉNDICE

Pedro, te quedaste a dormir conmigo y se provocó la enfermedad, el desequilibrio, la mutación de dos entidades en una sola: nosotros.

AGUJERO VERTEBRAL

La enfermedad ha logrado ser irreversible. Echa raíces al futuro y, por tanto, al pasado. Expropiación del punto focal: la misma historia narrada desde mí mismo pero otro protagonista: la nueva vida a partir de estar enfermo.

NASAL

Pedro believes that when people pick up on his movements, that soft flexibility of his body, effete, they immediately discover not so much his sexuality, but the same image of him: his face drenched in sweat while he is penetrated by another man. He imagines that people, on seeing him, see him on all fours begging to be bestialized, that people know — they truly know — that, like birds who flaunt their plumage, his skin blossoms like a rose when another man plants his finger in his anus and begins to root around. No one stops to imagine heterosexuals engaged in such obscenities. They're heterosexuals, and that's enough. But in his case, he knows, his private life comes to light: to the street, to the sight of children joking from the time he was born. His parents, coworkers, the people that walk beside him. And it's true: he was walking on the sidewalk that afternoon, when, on seeing him, I automatically imagined him fucking, writhing in bed, abandoning himself. That's how I met him. I crossed the street, intercepted him, looked him in the eyes so that he would know I'd seen him swallowing and licking: that I loved that about him.

APPENDIX

Pedro, you stayed over and slept with me and that's what started the illness, the instability, the mutation of two entities into one: us.

VERTEBRAL FORAMEN

The disease has succeeded in becoming irreversible. It casts roots into the future and, therefore, to the past. Expropriation of the focal point: the same story told by me but with another protagonist: the new life based on being sick.

PLEXO BRANQUIAL

La espinilla de la pierna izquierda estaba tomando más volumen, eso era todo, una ligera musculatura, como si caminara más con ese pie. Y siguió creciendo, pero no molestaba. Además, había otras cosas en qué pensar: en Pedro y en mí, en la repentina reaparición de Cecilia, en lo del hijo, esa idea que se le metió de repente a Cecilia y después a Pedro: en cómo molestar a mi padre, en salir de juerga con mi hermano, el que se burla de todo y, seguro, si le hubiese mostrado la espinilla, habría hecho muy buenos chistes. Esto es lo que le digo a la enfermera cuando

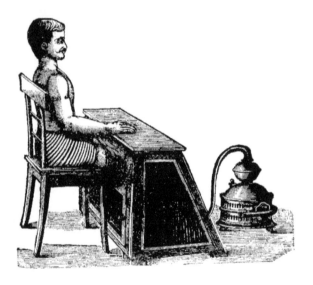

me pregunta por qué no me atendí inmediatamente. Sí, lo sé, uno siempre está con su cuerpo, pero uno no siempre está al tanto de su cuerpo. Seguramente ella tiene caries en las muelas o últimamente ha amanecido con cierto dolor en la nuca que ha dejado pasar desapercibido. Pero me mira aprensivamente, con sus cejas fruncidas, y, ah, mira nada más, el pelo rubio con las raíces negras. ¿Segura que estás al tanto de tu cuerpo?

BRACHIAL PLEXUS

My left shin was thickening, that was all, a mere muscle growth, as if I were walking more on that foot. And it kept thickening, but it didn't bother me. Besides, there were other things to think about: Pedro and me, Cecilia's sudden reappearance, what it means to be a son, that idea that came suddenly to Cecilia and later to Pedro: how to piss off my father, to go out partying with my brother, who laughs at everything, and, I'm sure, had I shown him my shin, would've made some great jokes. This is what I say to the nurse when she asks why I didn't attend to myself right away. Yeah, I know, one's always with one's body, but one doesn't always keep up with one's body. Surely she has cavities, or at the very least has suffered a certain pain in the back of her neck that she let go unexamined. But she looks at me apprehensively, with a furrowed brow, and, ah, sees nothing else, her blond hair with black roots. Are you sure you're so attentive to your body?

SURCO POPLÍTEO

Cecilia se convierte en Gretel y Pedro en Hansel. No me resisto, me uno al juego y me transformo en el horno. Hansel se baja los pantalones, se quita el chaleco y entra a gatas voluntariamente. 200° C, 50 minutos de cocción. Afuera, los lobos le rompen las vestiduras a Gretel. La muerden, le rasgan, le encajan los colmillos, la hacen gemir. ¿Gemir? Sí, al parecer ella controla la situación, incita la violencia, los dirige rumbo a *su* orgasmo. Entonces, ¿quién tiene a quién? Le pregunto a mi dulce y jugoso lechón.

CARPO

Pudiera ser que el lenguaje fuera una enfermedad para el silencio, manchitas que carcomen la espesura del blanco. La muerte como un silencio conciliador. La enfermedad, una pequeña tregua.

PULMÓN IZQUIERDO

En el sueño de Pedro, Pedro duerme sobre sí mismo como una frazada antropomorfa que cubre del frío a Pedro. Pedro duerme desnudo bajo la manta que también es Pedro. El brazo derecho sobre el brazo izquierdo. El mentón sobre la nuca. Las respiraciones entrelazadas al sueño húmedo. El embone exacto de las dos caras de la moneda de cobre a la cual no puedo entrar. Para proteger a Pedro, Pedro lo abraza por la espalda y le cierra los párpados para conducirlo a donde lo aguarda él: el otro: el mismo: un sueño profundo donde Pedro se identifica con el olor de los duraznos. Duraznos redondos, sus glúteos que ya se van acomodando entre el colchón y la manta, el desdoble del que no soy parte.

POPLITEAL GROOVE

Cecilia transforms into Gretel, Pedro into Hansel. I can't resist. I join the game and transform into the oven. Hansel lowers his pants and takes off his shirt and crawls in of his own accord. Cook for 50 minutes at 400° F. Outside, the wolves tear at Gretel's clothes. They bite, scrape, claw her, and make her moan. Moan? Yes, it seems she controls the situation, incites their violence, shows them the way to make *her* orgasm. "Then who holds whom?" I ask my sweet and juicy piglet.

CARPUS

It could be that language was a disease of silence, blemishes that eat the white thicket. Death like a conciliatory silence. The illness, a brief truce.

LEFT LUNG

In Pedro's dream, Pedro sleeps atop himself like an anthropomorphic blanket that protects him from the cold. Pedro sleeps naked underneath the blanket that's also Pedro. His right arm over his left arm. His chin on the back of his neck. His breaths interwoven with his wet dream. The precise fit of two faces of a coin I can't penetrate. To protect Pedro, Pedro hugs his back and closes his eyes, guiding him to where he awaits him: the other: himself: a chasmic dream where Pedro finds himself in the smell of peaches. Perfect peaches: his glutes already nestling between the mattress and the blanket, the opening out of which I am not a part.

SUTURA CORONAL

La historia de Pedro es antropométrica: lo han rellenado de miedo y asco de sí. Y yo le digo que a mí me da lo mismo hurgarle con la lengua en el aparato digestivo por el inicio o por el final. Abertura por ambos lados, cierra los ojos.

PUENTE DE VAROLIO

Mi enfermedad es lenguaje. Se contrae mediante la palabra. Se propaga mediante la palabra al receptor: comunicación: infección. Solté los hechos: tengo un sarcoma a punto de romperme el fémur de la pierna izquierda, le dije a mi familia: infectados. Lo mejor es hablar, aseveran. La paz interna está en el entorno, afirman: atmosférico: es decir, todos necesitamos hablar. Vas a estar bien, me dicen. Te vas a curar, declaran. La felicidad es una sintaxis convexa, positiva: voy a estar bien, me repito una vez cada ocho horas después de los alimentos. Voy a estar bien, replican con sus manos en mi hombro. Palmaditas en la espalda o solidaridad: comunicación positiva: la enfermedad como un proceso desmontable mediante el optimismo.

INTESTINO GRUESO (RECTO)

Al ser detectado el sarcoma, la enfermera, para llenar su listita, pregunta: ¿Edad? (28) ¿Fuma? (No) ¿Bebe? (Sí, algo) ¿Entonces sí bebe? (Sí, algo) ¿Pero hasta la ebriedad (…) ¿Padece enfermedades cardiovasculares? (No) ¿Diabetes? (No) ¿Algunos de sus parientes padece diabetes? (No, ya están muertos) ¿Alguno de sus familiares ha padecido o padece cáncer? (Mi madre). Y mi madre me mira con un sentido de culpa irracional. Mi padre, con satisfacción.

CORONAL SUTURE

Pedro's story is anthropometric: they've filled him full of fear and self-loathing. I say it's all the same to me whether I plant my tongue in the beginning or the end of his digestive system. He opens on both sides, closes his eyes.

PONS

My illness is language. It spreads through the word. It moves through the word to the receptor: communication: infection. I skipped over the facts: I have a sarcoma that's about to break the femur in my left leg, I tell my family: infected. The best thing to do is talk, they claim. Internal peace lies in your surroundings, they tell me: atmospheric: that is to say, we all need to talk. You're going to get better, they say. They're going to cure you, they state. Happiness is a convex syntax, positive: I'm going to be fine, I repeat to myself once every eight hours after eating. I'm going to be fine, they answer with their hands on my shoulder. Pats on my back for support: positive communication: illness like a process of disassembly by means of optimism.

LARGE INTESTINE (RECTUM)

On detection of the sarcoma, the nurse, to complete her little checklist, asks: Age? (28) Smoke? (No) Drink? (Yes, some) Then yes, you drink? (Yes, some) But to intoxication? (…) Do you suffer from heart disease? (No) Diabetes? (No) Do any of your relatives suffer from diabetes? (No, they're already dead.) Do any of your family members have or have they had cancer? (My mother.) And my mother looks at me with a sense of irrational guilt. My father, with satisfaction.

PALADAR

Yo pensaba que era un desgarre. La verdad, nunca había sentido uno, nunca he sido de grandes actividades físicas, así que muchas cosas, incluso un calambre, me son ajenas. Mi padre es doctor, así que sistemáticamente no creo en los doctores. Revisé en internet y encontré que un desgarre se ajustaba perfectamente a lo que tenía: <<Dicho de una cosa: causar gran pena o despertar mucha compasión: "Aquel suceso le desgarró el corazón" || Dicho de una persona: apartarse, separarse, huir de la compañía de otras>>. No pensé que fuera grave. *Gravedad*: <<importancia "gravedad del negocio" >>. Se supone que en cuatro o cinco días el desgarre iba a estar más que sanado. Mucha paciencia, descanso y hielo. Antiinflamatorios. Pero el dolor no disminuyó en una semana, ni en dos.

BÍCEPS FEMORAL DERECHO

Pedro me convenció de ir a un doctor. No, con mi padre no, jamás con mi padre. Mi padre hubiera sido capaz de, doloso, diagnosticarme cáncer, o mejor, no diagnosticármelo.

LÓBULO SUPERIOR

Mi madre, después de acompañarme al doctor – insistió mucho–, no pronunció palabra. Pero yo sé lo que está pensando. Después de tanto tiempo con Pedro, ya estoy habituado a los silencios. Ella piensa que es culpa suya que vaya a entrar a quirófano. Ella tuvo cáncer cervicouterino hace cinco años. Grave, porque eso había matado a una tía suya, porque esa enfermedad, ese tipo, está ligado a la sexualidad, a un montón de mitos que se padecen paralelamente al cáncer. Su feminidad en entredicho, como cuando mi abuela dejó de tener hijos y se deprimió, porque entonces ya no era mujer. Y para mi madre, que un hijo suyo padezca cáncer es ser arrastrada al médico

PALATE

I thought it was just a tear. Honestly, I'd never felt one. I've never been into sports, so I'm unfamiliar with most injuries, even a cramp. My father is a doctor, so systematically I don't believe in doctors. I checked the internet and discovered that a tear matched exactly what I had: <<Said of a thing: to cause great pain or awaken much compassion: "That incident tore at his heart." || Said of a person: to move away, separate, flee the company of others.>> I didn't think it was serious. *Serious*: << important "serious business." >> You think that in four or five days the tear would be well healed. A lot of patience, rest, and ice. Anti-inflammatories. But the pain didn't diminish in a week, or in two.

RIGHT FEMORAL BICEPS

Pedro convinced me to go to the doctor. No, not with my father, never with my father. My father would've been willing and able to diagnose me with cancer – or better, to not.

FRONTAL LOBE

My mother, after accompanying me to the doctor – she insisted – didn't say a word. But I know what she's thinking. After so much time with Pedro, I'm used to silence. She thinks my surgery is her fault. She had cervical cancer five years ago. Serious, because it killed her aunt, because that disease, that type, is linked to sexuality, to so many myths suffered alongside the cancer. Her femininity in doubt, like when my grandmother stopped having kids and grew depressed because she wasn't a woman anymore. And for my mother, the fact that her son has cancer means she must be dragged again to the doctor, the tests, the appointments, the indifference of receptionists, the fear, the

de nuevo, a los exámenes, a las citas en el consultorio, as la indiferencia de las recepcionistas, al temor, al no saber cómo pronunciar las dudas, a lo que otros están murmurando a sus espaldas, a la lástima fingida de las compañeras de trabajo, a la camilla. Y no me dice nada. Vamos en el carro. Me van a llevar a casa. Le digo a mi madre que no pasa nada, que estaré bien. Que no es su culpa: es el ADN que nos tocó a ambos. Que hay enfermedades peores que me pudo haber transmitido (y mi padre me mira furioso desde el retrovisor). Mi hermano se echa a reír.

ACUEDCTO DE SILVIO

Paco está enojado con nosotros, no nos dirige la mirada, ni nos deja hurgar en su ano. Cecilia y yo fuimos un poco crueles al burlarnos de las florecitas que le están creciendo de la planta que tiene en la cabeza. La verdad son lindas y se llenan de colibríes. Trompetillas rojas, pequeños esfínteres abiertos: llegó la primavera. Se enclaustra en la recámara aunque la recámara en realidad es una mera convención en este espacio en blanco. Lo vemos desde aquí acostado con las manos entre los muslos, casi en forma fetal. De ternura verlo ahí, pero Cecilia deja escapar una leve risita nerviosa que Pedro, desde la recámara, que está aquí mismo, alcanza a escuchar. La verdad nos gusta cuando está vulnerable y las mariposas monarcas se paran sobre su piel. Habrá que ganárnoslo de nuevo, pero cómo, ¿le regalamos flores? Y soltamos a reír.

not knowing how to speak one's doubts, what other people are whispering behind your back, the fake sadness of coworkers, the stretcher. She doesn't say anything to me. We get into the car. They take me home. I tell my mother everything's fine, that I'll be fine. That it's not her fault: it's the DNA that got us both. That there are worse diseases I could've contracted (and my father looks at me furiously from the reviewer mirror). My brother bursts into laughter.

CEREBRAL AQUEDUCT

Pedro is angry with us, doesn't look at us, doesn't let us root around in his anus. Cecilia and I were a little cruel to laugh at the tiny flowers growing from the plant in his head. Honestly, they're beautiful. They fill with hummingbirds. Red raspberries, tiny open sphincters: spring has sprung. He buries himself in his bedroom even though, in reality, the bedroom is a mere convention in this white space. We see him from here, lying with his hands between his thighs, almost in a fetal position. So sweet to see him there, but Cecilia lets slip a nervous little laugh that Pedro, from the bedroom, which is right here, manages to overhear. Honestly, we like it when he's vulnerable and the monarch butterflies perch on his skin. We'll have to win him over again, but how: give him flowers? We start to laugh.

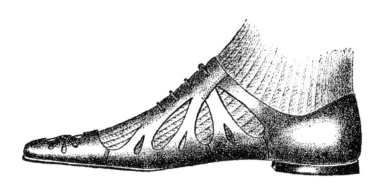

INTESTINO GRUESO (S. ILÍACA)

Pedro y yo, tumbados en el sillón ocre, vemos la tele. La película trata sobre una mujer llamada Cecilia. No quería estar embarazada, pero quería un niño (aunque tampoco quería ser madre). Para lograrlo, se acostó con un viejo novio que tuvo hace años, cuando él todavía no se asumía homosexual. El conflicto comienza cuando la actual pareja del ex, un hombre regordete de barba cerrada, se entera de que habrá un hijo. Y él siempre quiso ser madre, así que la comedia romántica trata de cómo él, Pedro, trata de seducir a Cecilia para convencerla de formar una familia con ellos y el niño. Y francamente me aburro, hubiera preferido una película de asesinos en serie. Pedro no para de llorar, está inconsolable. Llega Cecilia. La protagonista muere a manos del ex novio, que la degüella con un hacha mientras ella duerme. Acaba la película. Pedro se va a llorar a otra parte y yo me quedo con Cecilia, le pregunto si quiere ver una de terror, y nos quedamos solos, en la lúgubre penumbra.

CUERPO DE VÉRTEBRA

Cecilia despierta embarazada. Si en sus sueños se hubiese aparecido un arcángel con una espada flamígera, esto hubiera tenido explicación. Así que nos dice que lo soñó, que él tenía alas grandes y blancas, come un cisne gigantismo, así de alto. Pedro le pregunta si era guapo mientras yo, ojeroso y exhausto, me indigno.

VASTO FEMORAL DERECHO

Viene Cecilia a violarme. No hay forma de evitarlo. Inminente. Del pavor y el sufrimiento paso a la tristeza y al miedo. Y después a una desesperanza que me va alejando de aquí, de mí,

LARGE INTESTINE (SIGMOID FLEXURE)

Pedro and I, crashed out on the ochre couch, watch TV. The movie is about a woman named Cecilia. She didn't want to be pregnant, but she wanted a child (although she didn't want to be a mother either). To get what she wanted, she went to bed with an old boyfriend whom she met years ago when he was still in the closet. The conflict begins when her ex's current boyfriend, a chubby bearded man, finds out that there will be a child. And he always wanted to be a mother, so this romantic comedy is about how he, Pedro, tried to seduce Cecilia, to convince her to form a family with them and the child. And frankly I'm bored. I would've preferred a movie about serial killers. Pedro never stops crying. He's inconsolable. Cecilia arrives. The protagonist dies at the hands of her ex-boyfriend, who chops off her head with an ax while she sleeps. The movie ends. Pedro goes off to cry somewhere and leaves me with Cecilia. I ask her if she wants to watch a horror movie, just us alone, in this desolate half-light.

VERTEBRA

Cecilia wakes up pregnant. If an archangel with a flaming sword had appeared in her dreams, this would make sense. So she tells us that's what she dreamed, that he had large white wings, like a giant swan, and as tall. Pedro asks if he was handsome while I, puffy-eyed and worn-out, rage.

RIGHT VASTUS MEDIALIS

Cecilia's here to rape me. There's no way to avoid it. It's imminent. I move from dread and suffering to sadness and fear. And afterward to a hopelessness that carries me away

como si me pudiera escapar de mi cuerpo. Me escapo. Me veo. Veo la escena desde lejos. Qué cachonda.

TRÁQUEA CERVICAL

Un cuerpo de ideas. Veo quistes en el cielo. Va a llover.

SUTURA SAGITAL

Llueve torrencialmente. Aparece entre el algodón mojado del cielo un arcoiris. Es tenue, apenas el rojo, azul, violeta, amarillo. Le digo a Cecilia que pida un deseo y ella me dice que a los arcoiris no se les piden deseos. Pedro, por su parte, empapado trata de alcanzar los colores y así preñarse. Lo logra. Luce una barriga radiante. Seguramente es un feto de varios colores, o traslúcido y sonriente. Eso enfurece a Cecilia. Su furia provoca otra tormenta. Y en medio de la tormenta, un arcoiris feroz. Va tras él y le cae un rayo. Pobre Cecilia, maldita por su sexo de afiladas tijeras.

HIPÓFISIS

A Pedro le están creciendo más plantas. Ya tenía la de sombra de hojas anchas, verde oscuro, que le brotó del cráneo, pero ahora tiene un moho verde, brillante, en las axilas, y tréboles de cuatro hojas de la lengua. Pedro tiene VIH. Le digo que pueden ser enfermedades oportunistas, pero no me hace caso, se mira en el espejo fascinado y, sobre todo, se pasea desnudo, mostrándole las enredaderas púrpuras de la espalda a Cecilia, para demostrarle que él, hombre y enfermo, es más fértil que ella.

from home, from myself, as if I could escape my body. I escape myself. I see myself. I see the scene from above. It's so hot.

TRACHEA

A body of ideas. I see cysts in the sky. It's going to rain.

SAGITTAL SUTURE

Torrential rain. Between the white cotton clouds, a rainbow appears. It's dim, barely red, blue, violet, yellow. I tell Cecilia to make a wish and she tells me that people don't make wishes on rainbows. Soaking wet, Pedro, for his part, tries to catch the colors and fuck them. He succeeds. A radiant belly shines. Surely it's a multi-colored fetus, or translucent and smiling. That infuriates Cecilia. Her fury incites another storm. And in the middle of the storm, a ferocious rainbow. It goes after Pedro, strikes him with lightening. Poor Cecilia, cursed by her sharp-scissored sex.

PITUITARY GLAND

More plants grow on Pedro. He already had a broad-leaf, dark green shade plant sprouting from his cranium, but now he has green mildew, shimmering, in his underarms, and four-leaf clovers covering his tongue. Pedro has HIV. I tell him these could be opportunistic diseases, but he doesn't listen. He gazes at himself in the mirror, fascinated, and, gratuitously, walks around naked, showing Cecilia the purple creepers on his back – showing her that he, male and ill, is more fertile than she.

VÉRTEBRA DORSAL

Pedro está enfermo, muy grave. Me siento en una silla que coloco junto a su cama, apoyo la libreta sobre mis piernas e inicio mi trabajo: traslado mi visión as signos: *1 cama, 1 Pedro enfermo, 2 pantuflas*. Él me mira y mira la forma en que lo aspiro, lo vuelvo escritura. Letra tras letra doy testimonio de lo que sucede. *En este justo momento él trata de leer esta oración*. Me mira sin saber que inútilmente lo rescato, que estando frente a mí lo guardo en un cajón del universo al transcribirlo. Aunque probablemente se traspapele y no lo podamos recuperar. *Me mira*. Yo lo escribo y lo describo con casi la misma velocidad con la que él va internándose en el hormiguero de su cuerpo marchito.

NERVIO CUBITAL

Pedro está grave. Su cuerpo de San Sebastián padece. Traigo al doctor para que lo cure. Nos explica el procedimiento: debe, primero, examinarlo, y para hacerlo debe llegar hasta donde está él, pero para llegar a donde está debe llegar antes al punto medio, y para llegar al punto medio antes debe llegar a la mitad de esa distancia, y para esa distancia, al menos a su mitad, y a la mitad de ésta. No hay tiempo que perder. Corre sin avanzar, aprieta al paso y empequeñece, decrece la mitad y luego la mitad de la mitad de su estatura original. Va apresurado, más, se hace pequeño, pequeñito, hasta desaparecer.

VASTO EXTERNO DERECHO

Pedro quiere que le lea lo que anoto antes de apagar las luces y cerrar la puerta. Le digo que no y me frunce el ceño. *Ni por estar enfermo, gravemente enfermo*. Apuro mi escritura para retenerlo aquí. Su salud no mejora.

Escribo: *Me voy con él.*

DORSAL VERTEBRA

Pedro is sick, quite seriously. I sit in a chair I've pulled up next to his bed, rest the notebook on my legs and begin my work: I translate my vision into signs: *1 bed, 1 sick Pedro, 2 slippers.* Pedro watches me, watches the way I breathe. I turn it into writing. Letter after letter I bear witness to what happens. *Right at this moment, he tries to read this sentence.* He watches me without knowing the futility of my rescue effort – that as he faces me, I transcribe him into the drawer of the universe. He will probably get lost, however, and we won't be able to find him. *He watches me.* I write him, sketch him at nearly the same speed he sinks into the anthill of his withered body.

ULNAR NERVE

Pedro is gravely ill. His body, Saint Sebastian's body, languishes. I fetch the doctor for help. He explains the procedure to us: first, he should examine him, and to do this he needs to get to Pedro, but to do this he needs to first get to the halfway point, and to get to the halfway point he first needs to get to half that distance, and for that distance, to at least half of it, and to half of that. There's no time to lose. He runs without getting anywhere, hurries and shrinks, diminishes to half and then half of the half of his original height. He hurries, faster, makes himself smaller, tinier, until he disappears.

RIGHT VASTUS LATERALIS

Pedro wants me to read him what I write before I turn out the lights and close the door. I say no and he frowns. *No, because you're sick, seriously sick.* I speed up my writing to keep him here. His health isn't improving.

I write: *I'm going out with him.*

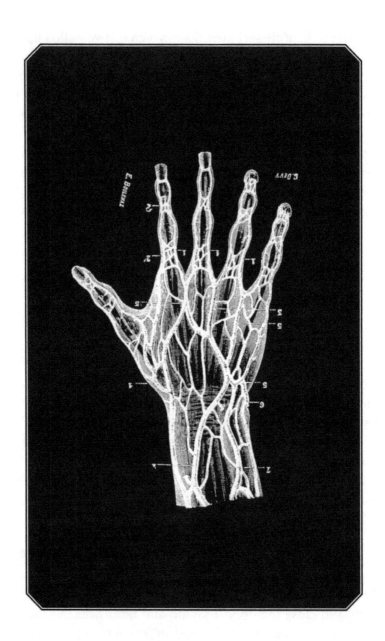

TIBIA DERECHA

<<Aunque la amputación ha sido históricamente la opción quirúrgica de elección para estos tumores, en la actualidad la mayoría son susceptibles de tratarse mediante cirugía conservadora del miembro. No obstante, la realización de cirugía conservadora del miembro no debe comprometer el objetivo oncológico principal, que es la curación, y debe garantizar una extremidad cuya función sea mejor que la que ofrecería una prótesis post-amputación.>>

RIGHT TIBIA

<<Although amputation has historically been the preferred surgical option for these tumors, in reality the majority are susceptible to more conservative surgical treatments of the limb. Nevertheless, the performance of conservative surgery of the limb should not compromise the principle oncological objective, which is recovery, and should guarantee an extremity whose function is better than a post-amputation prosthesis could offer.>>

ALA MAYOR DEL ESFENOIDES

He vuelto la vida de Cecilia una novela decimonónica de 37 capítulos. Conforme la novela se ha dado a conocer de boca en boca, con buenos resultados, han aparecido algunas reseñas favorables. Las ventas, satisfactorias. Pronto se agotará la primera edición. Mientras tanto Cecilia, cada vez más pálida, vuelta papel, hoja de una revista de chismes. Los lectores subrayan episodios de su vida y ella siente como estigmas, se le entierra la punta del lápiz entre las llagas. No se puede levantar. No sangra. Se está volviendo famosa, bidimensional, pública, de todos. Desaparece.

INTESTINO GRUESO
(COLON DESCENDENTE)

Ya no sé si tener miedo es natural o es otra especie que se adueña de mi organismo.

AGUJERO VERTEBRAL DORSAL

Cecilia es grande. Quiero decir, mi visón de ella está engrandecida, desproporcionada. Es decir, la quiero, la idolatro, la veo lejos, ajena, arriba, por encima de mí. Es decir, la odio. Es decir, no puedo evitar verla incluso con los ojos cerrados. La tengo adentro de mí creciéndome como un cáncer en el cerebro. Grande. Es decir, me quiere destruir por medio de su sola presencia. Pero Cecilia se porta apacible conmigo, me mira con gusto y me invita a sentarme con ella en el sillón. Me siento a un lado y me dice: *Te quiero*.

NERVIO CUTÁNEO

<<La mayoría de los pacientes con un sarcoma acuden a consulta refiriendo la aparición de una masa, con frecuencia

ALISPHENOID

I've turned Cecilia's life into a nineteenth-century novel with thirty-seven chapters. As word of the novel has spread from mouth to mouth, with positive results, several favorable reviews have appeared. The sales, good. Soon the first edition will be sold out. Meanwhile Cecilia, increasingly pale, has turned into paper, a comic book page. Readers underline episodes from her life, and she feels stigmatized, buries the point of her pencil inside the sores. She can't stand up. She doesn't bleed. She's becoming famous, two-dimensional, public. She disappears.

LARGE INTESTINE (DESCENDING COLON)

I no longer know if fear is natural or if it's another species that's taking control of my organism.

VERTEBRAL FORAMEN

Cecilia is large. I want to say my vision of her is increased, disproportionate. That is to say, I love her, idolize her, see her far away, outside, above, inside me. That is to say, I hate her. That is to say, I can't help but see her even with my eyes closed. She's inside me, growing like brain cancer. Large. That is to say, she wants to destroy me simply with her presence. But Cecilia treats me gently and looks at me sweetly and invites me to sit with her on the sofa. I sit beside her and she says: *I love you.*

CUTANEOUS NERVE

<<The majority of patients with a sarcoma seek consultation regarding the appearance of a mass, frequently painless unless they have suffered a trauma to the area. Depending on the place

indolora salvo que hayan sufrido un traumatismo en la zona. Dependiendo del lugar de origen, los sarcomas pueden alcanzar un tamaño bastante grande. A la palpación pueden ser blandos y carnosos o considerablemente duros; según el grado de diferenciación del tumor, es decir, de en qué medida se asemeje al tejido adiposo maduro no tumoral.>>

GRAN OBLICUO DERECHO

Quiero tanto a Cecilia que la siento dentro de mí, creciendo orquídea adentro de mí, nutriéndose de mí, matándome.

FALANGE

Cecilia, Pedro y yo tenemos recuerdos que se parecen porque estuvimos en el mismo sitio, jugando, persiguiéndonos, comiendo carne en la misma mesa, fornicando el cuerpo del otro sobre el sillón. Cecilia recuerda estar de cuclillas chupando, mientras yo recuerdo penetrarla contra la pared. Pedro recuerda tres olores: uno rojo adentro de los oídos de Cecilia, uno con forma de caballo, y uno azul que significa nosotros. Recordar es haber tenido un pasado que se funda sin querer; un desliz que creemos compartido por el simple hecho de dormir juntos. No es así, pero así lo queremos. Un acuerdo, decidir que de aquí surgimos. Así iniciaron las cosas, los objetos. Un objeto que al nombrarlo encontró su mecanismo interno: funcionó. Por eso Cecilia no tiene nombre. La llamamos así, pero así no se llama. Ella no se identifica bajo esa pronunciación. Es otra cosa. No la conocemos. No sabemos de dónde vino ni cuántas formas tiene. Pero la queremos. La necesitamos porque sin ella nuestros recuerdos se llenarían de hoyos. Necesitamos que alguien nos vea mientras recordamos. Si no, somos hoyos sin funcionamiento. Recordar es existir y existir es ser recordado: un acuerdo.

of origin, sarcomas can reach substantial size. To the touch, they can be soft and fleshly, or considerably hard, according to the degree of the tumor's differentiation – that is, the extent to which it resembles non-cancerous mature adipose tissue. >>

RIGHT EXTERNAL OBLIQUE

I love Cecilia so much that I feel her inside of me, an orchid growing within me, feeding off me, killing me.

PHALANGE

Cecilia, Pedro, and I share similar memories because we were once in the same place, playing, chasing each other, eating flesh at the same table, screwing each other's body on the couch. Cecilia remembers squatting and sucking, while I remember fucking her against the wall. Pedro remembers three scents: a red one inside Cecilia's ears, one in the shape of a horse, and a blue one that signifies us. To remember is to have had a past that unintentionally founds itself; an indiscretion we believe we share for the simple reason that we slept together. That's not how it is, but that's how we want it. An agreement, to decide that we originated here. That's how things, objects, started. An object that, upon naming, found its internal mechanism: functioned. That's why Cecilia doesn't have a name. We call her that, but that's not her name. She doesn't identify herself that way. She's something else. We don't know her. We don't know where she came from or how many forms she takes. But we love her. We need her, because without her, holes would riddle our memories. We need someone who sees us when we remember. If not, we're holes that don't function. To remember is to exist, and to exist is to be remembered: an agreement.

CAPA ÓPTICA

¿Pero estar enfermo no es la reiteración de estar vivo, doblemente vivo?

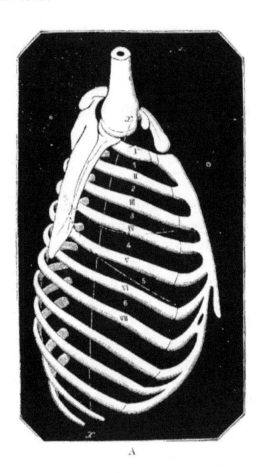

ÓRBITA

<<Una vez que el examen físico y las pruebas de imagen llevan a un diagnóstico de sospecha de sarcoma, debe realizarse la estadificación de la enfermedad y la toma de biopsia. Ello permitirá determinar la naturaleza de la lesión y el grado de extensión (si ésta se ha producido) de la misma.>>

OPTICAL COATING

But isn't being sick the reiteration of being alive, doubly alive?

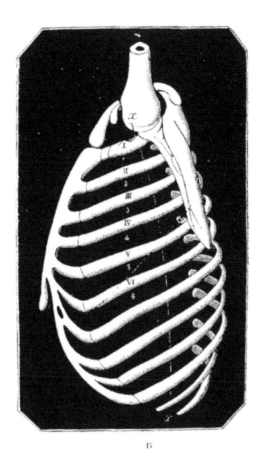

SOCKET

<<Once the physical exam and the magnetic resonance imaging scans suggest the diagnosis of a sarcoma, one should determine the stage of the illness and perform a biopsy. This will allow one to determine the nature of the mass and the degree to which it has metastasized (if it has).>>

INTESTINO DELGADO (YEYUNO)

Metástasis es sinónimo de *temor*. Y se propaga.

NERVIOS INTERCOSTALES

El doctor tiene miedo de decirme que tengo cáncer. Convierte la palabra en silencio. Atrofia en el lenguaje.

TARSO

Le pregunto al doctor si la tumoración que tengo es grave (no responde), si es cáncer o un tumor y qué diferencia hay entre un tumor y el cáncer (mira fijamente los estudios), le pregunto si me van a operar (no dice nada), qué debo darle de comer o si debo sacarlo a pasear por las tardes, si me lo puedo llevar a casa cuando me lo extirpen, si le puedo poner un nombre lindo. O, si es lo suficientemente grande, casarme con él o copularlo.

HUESO NASAL

Cecilia nos mostraba una moneda de mucho valor. ¿Qué es valor? Y convirtió la moneda en una cabra. Y convirtió la moneda en un banquete. Y convirtió la moneda en una escultura de mármol blanco, una mujer de senos redondos. Y convirtió la moneda en un aparato sofisticado, pequeñito. Y convirtió la moneda en un vestido ampón de capas de seda transparente. Y convirtió la moneda en un cuadro antiguo en el que se representaba a un hombre con barba apareciendo un pez con cara de hombre. Y convirtió la moneda en dos monedas menos brillantes. Y convirtió ambas monedas en la primera moneda. Pedro le arrebató el metal redondo antes que lo volviera a transformar. Se tragó la moneda, guardó adentro de sí todo lo que podía ser.

SMALL INTESTINE (JEJUNUM)

Metastasis is synonymous with *fear*. And it spreads.

INTERCOSTAL NERVES

The doctor is scared to tell me that I have cancer. His words become silence. Atrophy of the tongue.

TARSAL

I ask the doctor if my mass is serious (he doesn't respond), if it's cancer or a tumor and what the difference is between a tumor and cancer (he focuses on the tests), I ask him if they're going to operate (he says nothing), what I should feed it and if I should take it for walks in the afternoon, if I can take it home with me after they remove it, if I can give it a pretty name. Or, if it's big enough, if I can marry it or fuck it.

NASAL BONE

Cecilia showed us a valuable coin. What is value? And she turned the coin into a goat. And she turned the coin turned into a feast. And she turned the coin into a white marble sculpture of a woman with perfect round breasts. And she turned the coin into a sophisticated little piece of machinery. And she turned the coin into a large dress with layers of transparent silk. And she turned the coin into an antique painting of a bearded man who looked like a fish with a human face. And she turned the coin into two less shiny coins. And she turned both coins into the first coin. Pedro snatched the round metal from her before she could transform it again. He swallowed the coin, buried inside himself everything it could be.

INTESTINO GRUESO
(COLON TRANSVERSO)

Razón por la que padezco cáncer:

a) Por mi madre. Ella padeció cáncer cervicouterino, que según los doctores no tiene relación con el cáncer que me habita alegremente, pero ella piensa que sí, que sí tiene que ver, que ella es la culpable.
b) Mala suerte, dice me hermano, y me pregunta si traigo un cigarro que le pueda regalar.
c) Por mi madre, de nuevo. Ella piensa que la comida enlatada, el recalentado en microondas, los conservadores de todo lo que me dio cuando niño; el precio de la comida práctica que a cucharaditas le dio a sus hijos.
d) Según yo, por mi padre. Él siempre encuentra la forma.

CUERPO DE VÉRTEBRA LUMBAR

Mi cuerpo puede revelarse mediante estudios, análisis, rayos x. El pudor de los doctores, no.

AGUJERO DE MONRO

Pedro, tu vulnerabilidad es el paisaje, mi paisaje endémico al que mi tacto va.

TRÍCEPS BRAQUIAL DERECHO

El cirujano me hará una biopsia. Una muestra de mi carne o mi no-carne será examinada por laboratoristas para situar mi cáncer en un abanico de posibilidades. El médico está nervioso. Se pone guantes. Me dice que me descubra la pierna. Me talla

LARGE INTESTINE (TRANSVERSE COLON)

Reasons I suffer from cancer:

a) My mother. She suffered from cervical cancer, which according to the doctors has no relation with the cancer that happily inhabits me. But she thinks it does, that they're related, that she's culpable.
b) Bad luck, my brother says, and asks if I have a cigarette I can lend him.
c) My mother, again. She considers the canned food, our use of the microwave, the preservatives in everything she fed me when I was a child; the cost of the convenience food she fed to her children teaspoon by teaspoon.
d) According to me, my father. He always finds a way.

BODY OF THE LUMBER VERTEBRAE

My body can reveal itself through tests, analysis, x-rays. The power of doctors, no.

INTERVENTRICULAR FORAMEN

Pedro, your vulnerability is the scenery, my local landscape to which my touch is drawn.

RIGHT TRICEPS BRACHII

The surgeon will perform a biopsy. Laboratory workers will examine a sample of my flesh or non-flesh to locate my cancer within a range of possibilities. The doctor is nervous. He puts on gloves. He tells me to uncover my leg. He swabs my leg with

con un líquido, anestesia local, para después inyectarme otra anestesia: esto va a doler. ¿La anestesia o la biopsia? Ambas. Inyecta. El tumor no reporta mayor picazón, pero el médico está nervioso. Está nervioso. La enfermera asiste al médico colocándose detrás de él. Ésa es su función técnico-moral. No comienza a hacerme efecto la anestesia cuando saca el bisturí y hace una pequeña, mínima, micrométrica incisión. Forma un triángulo diminuto que... Los oídos. Escucho un motor. Escucho un gran motor en mis oídos y le doy aviso al doctor. Mi voz suena tan fuerte como un segundo motor. Mis oídos. Escucho un motor, le digo, muy fuerte, subiendo la voz para que alcance a escucharme, le digo. Y él me pregunta de dónde viene el motor.

a) De la anestesia: me está provocando un trance por el cual accedo al cosmos.
b) De la anestesia: que igual que el jodido cloruro siempre se me va a los oídos y me provoca risa.
c) De la anestesia: no puedo evitar la risa y la enfermera me mira moralmente y el doctor (nervioso) no sabe qué hacer con un paciente riendo en plena biopsia. Propuesta: que me pongan más.
d) Uy, mejor ya no le sigo porque el médico está enojado (y nervioso).

Termina la biopsia. El médico se muestra enojado y la enfermera indignada. Yo sigo sonriendo. Han transferido la muestra a un frasco y, delicadamente (es decir, con asco profesional), la enfermera se lo lleva. El chiste (la biopsia) ya se acabó, me dice el doctor para que me baje de la camilla, me cubra la pierna y vaya con él al escritorio. Y justo ahí veo un ventilador blanco funcionando apacible, lento, pequeñito y fugaz, en armonía con el cosmos.

a liquid, a local anesthetic, so he can inject me with another anesthetic: this is going to hurt. The anesthesia or the biopsy? Both. He injects me. The tumor doesn't sting too much, but the doctor is nervous. He is nervous. Standing behind him, the nurse assists. This is her technical-moral function. The anesthesia still hasn't taken effect when the doctor takes the scalpel and makes a small, minimal, micrometrical incision. He carves a tiny triangle that . . . My ears. I hear a motor. I hear a big motor in my ears and I warn the doctor. My voice sounds as strong as a second motor. My ears. I hear a motor, I tell him, very loudly, raising my voice so he can hear me. I tell him. And he asks where the motor's coming from:

a) From the anesthesia: it's putting me in a trance through which I will gain access to the cosmos.
b) From the anesthesia: just like the fucking chloride that always goes to my ears and make me laugh.
c) From the anesthesia: I can't stop laughing and the nurses look at me judgmentally and the doctor (nervous) doesn't know what to do with a patient laughing in the middle of a biopsy. Proposition: they give me more.
d) Ouch! I best shup up because the doctor is mad (and nervous).

He finishes the biopsy. The doctor looks mad and the nurse indignant. I keep laughing. They've transferred the sample to a jar and, delicately (which is to say, with professional disgust), the nurse carries it away. The humor (the biopsy) is over now, the doctor tells me so I'll climb down from the table, cover my leg and walk with him to the desk. And just then I see a white fan running – gentle, slow, tiny, and brief, in harmony with the cosmos.

ARTERIES PULMONARES

Cecilia me lanza cucharas, tenedores y maldiciones bizantinas porque, según ella, yo preñé a Pedro. No es verdad. Ayer estuvimos arrojándole cubitos de hielo a la mujer de la ventana para que saltara al concreto una y otra vez para esquivar nuestros proyectiles congelados. Lo divertido no era acertarle ni herirla, sino verla desprenderse come un fruto maduro de la ventana, lista para pudrirse en el pavimento. Eso siempre nos ha gustado. Eso hicimos ayer. Pedro relinchaba de alegría. Cada que acertábamos trotaba en círculos, sus ojos se le blanqueaban de adrenalina. Eso fue todo. Yo no lo toqué, lo juro. Pero Cecilia no me cree y levanta los cubiertos para aventármelos de nuevo. Y de nuevo acierta sin importar si me oculto dentro de la mesa o detrás del pasillo. Me atina a las costillas y me llama enfermo, san Jorge, fornicador de dragones, degenerado. Mientras eso sucede, Pedro maúlla canciones de cuna color rosa. Cecilia me persigue mientras el vientre de Pedro se hincha. Pero no es uno de sus flatulentos. Los pezones se le ablandan y le comienzan a colgar. Cecilia me grita que es mi culpa, que ella quería o no ser madre, que le he arruinado la vida y la he confinado a la miseria de lavar pañales sucios. Enojado comienzo a abofetearla. Yo no fui, yo esta vez no lo toqué. No entiendo por qué debo soportar que se me inculpe. No. Un chillido, algo así como un cerdo al ser acribillado nos interrumpe. Pedro, su estómago se le infla del tamaño de nueve meses: es hora. Tirado en una especie de madriguera hecha de obituarios y recortes de Ricky Martin, Pedro se retuerce: el dolor le va abriendo los huesos de la cadera. Con sus manos y su propia saliva comienza a hurgarse el ano hasta conseguir una dilatación. Puja, puja con todas sus fuerzas hasta que la cara se le pone roja. De entre sus nalgas velludas, del hoyo grande y negro que tiene entre las nalgas le sale una bolsa púrpura con una cosa adentro. Yo atrapo ese amasijo antes de que se caiga. La criatura abre la membrana que le cubría con sus pequeñas pezuñas. Pedro resopla más y de su orificio se asoma otra bolsa llena de nervaduras y líquidos. Voy atrapándolas mientras Pedro muerde la placenta con los dientes para ayudarles a salir. Lleva la boca embarrada de su aceite. Se los está comiendo.

PULMONARY ARTERIES

Cecilia hurls spoons, forks, and byzantine profanities at me because, according to her, I got Pedro pregnant. It's not true. Yesterday we were tossing ice cubes at a window model so she'd jump down to the sidewalk to avoid our frozen projectiles. The fun wasn't in hitting or hurting her, but in seeing her drop like ripe fruit from the window, ready to rot on the pavement. We always like doing this. We did it yesterday. Pedro whinnied with laughter. With each toss he trotted around in circles, his eyes white with adrenaline. That's all. I didn't touch him, I swear. But Cecilia doesn't believe me and picks up cutlery to chuck them at me again. And again, she hits me regardless as to whether I hide underneath the table or back in the hallway. She hits me in the ribs and calls me sick, Saint George, dragon fucker, degenerate. While this is going on, Pedro meows red nursery rhymes. Cecilia chases me while Pedro's belly swells. But it's not from one of his farts. His nipples soften and begin to sag. Cecilia screams that this is my fault, that she wanted or didn't want to be a mother, that I have ruined her life and condemned her to the misery of cleaning dirty diapers. Angry, I begin to slap her. It wasn't me. This time I didn't touch him. I don't understand why I should put up with her blaming me. No. A squeal, something like the sound of a stuck pig, interrupts us. Pedro, his stomach swollen to the size of nine months: it's time. Tossed into some type of den composed of obituaries and pictures of Ricky Martin, Pedro writhes: the pain opens the bones of his hips. With his hands and his own saliva, he starts digging into his anus, dilating it. He fights, fights with all his might until his face turns red. From between his hairy checks, from the large black hole between his cheeks, comes a purple bag with something inside. I catch this jumble before it falls. With its small hooves, the creature opens the surrounding membrane. Pedro huffs more and another bag full of ribs and liquid emerges from his orifice. I catch this thing, too, while Pedro chews the placenta, his mouth muddy with oil. He's eating them.

MAXILAR INFERIOR

Veo la muestra de la biopsia de mi pierna. Un diminuto triángulo, una pirámide chiquitita flotando en un frasco lleno de alcohol. Recuerdo las tardes adolescentes en las que me tasajeaba los brazos escuchando a Sopor Aeternus a todo volumen. Las cicatrices y las llagas surcándome los brazos. Orgullo: yo lo hubiera hecho mejor.

CORTE DEL TRÍGONO
Pedro, con las piernas separadas hasta el dolor, ha dejado de cagar hijos. Siete en total. Le había quedado un boquete entre las piernas. Pero no quiso, no tenía fuerzas para eyacular.

LOWER JAW

I see the sample biopsied from my leg. A small triangle, a tiny pyramid in a jar filled with alcohol. I remember adolescent afternoons in which I carved up my arms while listening to Sopor Aesternus at maximum volume. The scars and sores scoring my arms. Pride: I would've done it better.

TRIGONE

Pedro, legs spread from the pain, has stopped shitting children. Seven in total. They left him with a gap between his legs. But he didn't want, didn't have the strength to ejaculate.

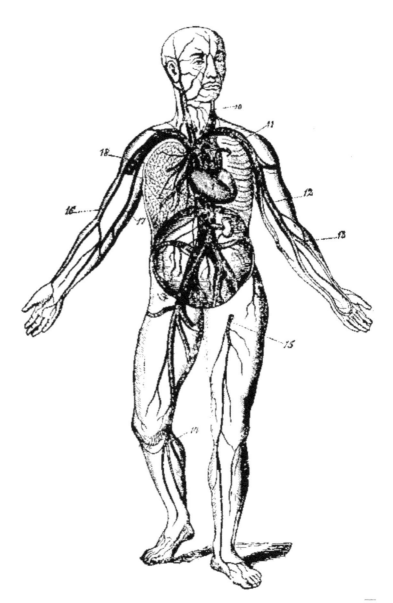

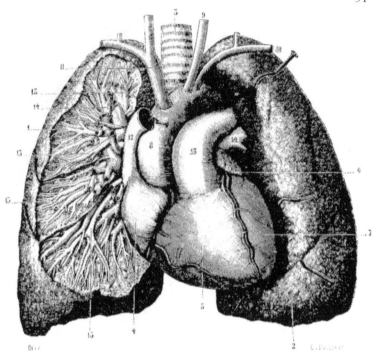

AGUJERO DE LA VÉRTEBRA LUMBAR

Quiero tanto a Cecilia que la siento adentro de mí, creciendo como un coral salado llamado cáncer. Sus manos retoñan, transparentes, verdes, engrosan, les salen dedos. Luego los pies. Me duele cuando brotan, cuando patalean. Después los tumores, que ella me explica, son sus pechos. Y, a través de su boca que me salió del ombligo, me dice dulcemente que la acaricie, que la quiera, que frote estas protuberancias, nuestra nueva carne, genitales entumecidos. Lo hago y las deformidades se humedecen, lubrican y se ponen duras. Quieren la penetración de sí mismas.

LUMBAR VERTEBRA GAP

I love Cecilia so much that I feel her inside me, growing like a saltwater reef called cancer. Her hands blossom, transparent, green, swell, spring fingers. Then feet. It hurts when they sprout, when they kick. Then the tumors, which she says are her breasts. And from her mouth that emerges from my navel, she tells me sweetly to caress her, to love her, to rub these protuberances, our new flesh, our tumorous genitals. I do, and the deformities moisten, sweat, and harden. They want to penetrate themselves.

GRAN REDONDO DERECHO

Los maricones morales tienen miedo de que yo quiera tanto a Cecilia, que la traiga adentro de mí. Me la quieren extirpar.

Razones:

a) Por misóginos, se ven en ella. O peor, no se ven en ella: se ven a sí mismos incapaces de ser queridos como yo la quiero y por eso quieren destruirla.
b) Porque se ven en mí. Ven la posibilidad de un día querer a una mujer como yo puedo, como yo lo hago. Les causa horror mi desdoblarme en caricias que ellos son incapaces de lograr.
c) Porque ven el desplome de las torres ermitañas que con tanta amargura y soledad han edificado. Nos ven a ambos salir por una puerta simple de sus complicadas teorías, laberintos donde viven.
d) Porque ella está unida a mí. Pero el odio es un modo más efectivo de cohesión y aquí se va a demostrar. Todos ellos son sólo los ejecutantes de algo superior.

FOSA CARDIACA DERECHA

Pedro está enredado, me besa con todo su aparato digestivo. Me busca con el inicio y con el final de su tubo endodérmico. Anal y oralmente mío. El virus de inmunodeficiencia adquirida bucea en su torrente sanguíneo, se adhiere a sus células, le mordisquea los músculos, le está comiendo por dentro. Y yo, aquí, sobre el sillón, me lo estoy comiendo por fuera. Pedro, ojos desorbitados, adentro y afuera: combustión.

RIGHT TERES MAJOR

Moralistic faggots fear that I love Cecilia too much, that I carry her inside me. They want me to remove her.

Reasons:

a) Because they're misogynists, they see themselves in her. Or worse, they don't see themselves in her. They see themselves incapable of being loved like I love her, and that's why they want to destroy her.
b) Because they see themselves in me. They see the possibility of one day loving a woman like I can, like I do. They're horrified at my self-expansive touch, which they are incapable of.
c) Because they see the collapse of the hermit towers they've built with so much bitterness and loneliness. They watch us exit their complicated theories, the labyrinths wherein they live, through a simple door.
d) Because she's one with me. But they're out to prove that hatred is a more effective means of cohesion. All of them are only the executors of something superior.

FOSSA OVALIS

Entangled, Pedro kisses me with his entire digestive system. He probes me with the beginning and end of his endodermic tube. Anal and orally mine. The acquired immunodeficiency virus dives into his bloodstream, sticks to his cells, nibbles at his muscles, eats him from the inside. And me, here, on the couch, I'm eating him from the outside. Pedro, wide-eyed, inside and out: combustion.

TABIQUE TRANSPARENTE

Ponte en cuatro, Pedro, y abre las piernas. Relájate, cierra los ojos. Respira. Exhala. Respira. Voy a ir lentamente. Primero un dedo y después dos. Sin clavarlos en el esfínter. Sin rasguñar. Muy lentamente. Siente cómo voy sobando y cómo te vas dilatando para dejarme entrar. Otro dedo. Muy lentamente, en círculos. Muy lentamente. Otro dedo. No te escondas. Entrégate. Baja la cabeza. Confía en mí. Deposita en mí tu confianza, toda tu confianza, tus reservas. Yo te conduzco. Dolerá. Un poco más. Goza el intercambio que somos. Suelta las riendas. Suéltame toda tu confianza. Yo te entregaré desdoblado tu cuerpo.

SEPTUM PELLUCIDUM

Get down on all fours, Pedro, and open your legs. Relax, close your eyes. Inhale. Exhale. Inhale. I'll go slowly. First one finger, then two. I won't jab them in your sphincter. I won't scratch you. Very slowly. Feel me massage you and feel yourself open to let me in. Another finger. Very slowly, in circles. Very slowly. Another finger. Don't pull away. Give into it. Lower your head. Trust me. Put your trust in me, all your trust, your misgivings. I'll direct you. It will hurt. A little more. Enjoy our exchange: us. Let go of the reins. Give me all your trust. I will deliver you, pry open your body.

BAZO

Tengo miedo de mi cuerpo. Enfermo, me está sacando de su perímetro.

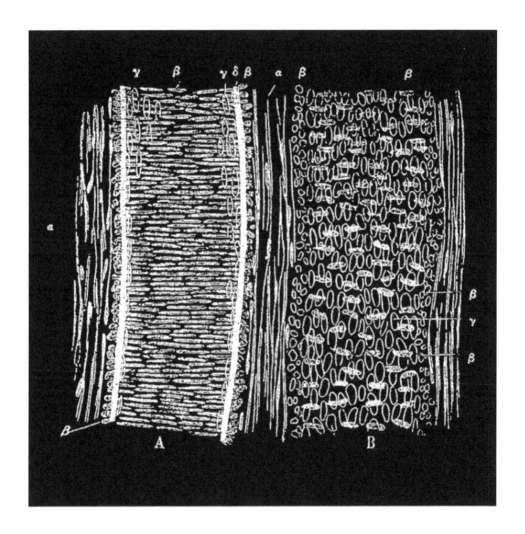

SPLEEN

I fear my body. Sick, it carries me outside its perimeter.

HUESO SACRO

Ha llegado mi padre a visitarnos. Pedro y Cecilia no lo reconocen desnudo, apenas tapado con una hoja de parra. Lo miran desde la distancia, como a una vaca extraña, chiquitita, apenas un cencerro. Yo me acerco. Él no me presta atención cunado trato de saludarlo. Entonces, sólo así, ellos lo reconocen. Él avanza con seguridad, señala un objeto, el sillón ocre desde donde Cecilia y yo vemos el televisor, y lo nombra: *codorniz*. Y después señala el televisor: *arroz*. El suelo: *reloj*: Los murros: *fuerte*. La mesa: *espuma*.

Tornillo blanca pez bajo gris con.[1]

DELTOIDE DERECHO

No debí dejar que conociera a nadie más. No debí mostrar a Pedro ante el público. No debí envanecerme de ser yo el dueño del modelo de la foto. No debí enorgullecerme de ser el autor de esas imágenes. No debí haber mostrado esas fotos a nadie. No debí haberlo fotografiado desnudo, tirado en el suelo, con los muslos abiertos, plácido. No debí hacer que eyaculara, apenas gotas, casi orina, sobre su vientre. No debí penetrarlo ni morderle los hombros. No debí agarrar sus nalgas, frotarlas como si nunca antes lo hubiera hecho y como si nunca más volviera a suceder. No debí besarlo. No debí verlo cuando él me veía directamente desde su ebriedad. No debí aplaudir cunado comenzó a balancear la cabeza, con ritmo, apenas leves movimientos del cuello. No debí sentirme alegre cunado las mejillas se le sonrojaron y la mirada se le comenzó a hacer borrosa. No debí azuzarlo para que se emborrachara. No debí haberle dado de beber cuando estaba en su forma de niño.

---

1 Ya nadie sabe lo que digo.

SACRUM

My father's come to visit us. Pedro and Cecilia don't recognize him naked, barely covered with a fig leaf. They watch him from a distance, like a strange cow, tiny, barely a cowbell. I approach. He pays no attention when I try to greet him. Then, only then, they recognize him. He advances cautiously, points to an object, the ochre couch from which Cecilia and I watch television, and he names it: *quail*. Then he points to the television: *rice*. The floor: *watch*. The walls: *strong*. The table: *foam*.

Screw white fish low grey with.[1]

RIGHT DELTOID

I shouldn't have let him meet anyone else. I shouldn't have taken Pedro public. I shouldn't have been so gratified to own the model from the photograph. I shouldn't have been so proud to author those images. I shouldn't have shown those photos to anyone. I shouldn't have photographed him nude, splayed on the floor, with his thighs open, placid. I shouldn't have made him ejaculate, not in drops, more like piss, all over his belly. I shouldn't have fucked him or bit his shoulders. I shouldn't have grabbed his ass, squeezed his checks like I never had before and as if I were never going to again. I shouldn't have kissed him. I shouldn't have seen him when, intoxicated, he looked right at me. I shouldn't have clapped when he began to rock his head, rhythmically, with gentle movements of his neck. I shouldn't have felt happy when his cheeks flushed red and his vision started to blur. I shouldn't have pressured him to get drunk. I shouldn't have given him anything to drink when he was in his infant form.

---

1   Nobody knows what I'm saying anymore.

BRONQUIOS DEL PULMÓN DERECHO

Morfológicamente en el tiempo: voy a morir.

APÓFISIS MASTOIDES

Mi padre sabe que Pedro tiene sida, por eso lo cae bien. Lo ve, regordete y peludo, un caballito de troya cariñoso que, alguna noche de descuido, allanará la morada de mi cuerpo con el virus.

CUERPO CALLOSO

Del cuello de Pedro pende el árbol que lo sostiene. La soga que lo ata en su rigidez denuncia la gravedad. *Gravedad*: <<Acción que hace que los cuerpos materiales sean atraídos a la tierra || un efecto físico que conlleva la falta de aire en el pecho || el púrpura en el rostro y la mirada disparada, fuera de toda órbita || Un papalote que no ha de regresar>>. Debo confesar que después del puñetazo de la primera vista, el espanto del descubrimiento, vino la calma, un prado que se abría frente a mí con su cielo sublime comenzando a pudrirse. Pero llegó Cecilia. Cecilia gritó. Me gritó. Corrió a descolgarse del árbol que llevaba por perchero, jaló de sus piernas y en su intento logró el tronido de algún huesito. Gritó, gritó más. Creo que le gusta. Fue por un banco y con ayuda de éste logró bajarle. Es decir, cayó. Un fruto maduro y a la vez marchito. Le sostuvo piadosa, lumínica, digna de un óleo sobre tela de medidas variables. Le sacudió el cuerpo y su cuerpo no respiró. Ajeno, yo contemplaba la fuerza de atracción y desprendimiento que ejercía sin estar Pedro presente sobre nosotros: gravitación.

RIGHT LUNG BRONCHI

Morphologically in time: I'm going to die.

MASTOID PROCESS

My father knows Pedro has AIDS. That's why he gets along with him. My father sees Pedro, chubby and hairy, as a sweet and tiny Trojan horseman who, some careless night, will raze the walls of my body with the virus.

CORPUS CALLOSUM

From Pedro's neck hangs the tree that holds him. The rope that tethers him rigid proclaims the gravity of the situation. *Gravity*: << The action of material bodies drawn to the ground || a physical effect accompanied by a lack of air in the chest || purple face and bulging eyes, as if spun out of orbit || a kite that hasn't come back.>> I should confess that after the shock of the initial sight, the fright of discovery, came the calm, a field that opened before me with its sublime sky beginning to rot. But Cecilia arrived. Cecilia screamed. She screamed at me. She ran to take Pedro down from the tree he wore like a coatrack, yanked at his legs and in the process managed to crack some tiny bone. She screamed, screamed more. I believe she likes him. She went for a bench and with its help was able to lower him. That is to say, he fell. A ripe fruit and withered. She held him piously, luminously, the image worthy of an oil painting on variously sized pieces of canvas. She shook the body and his body did not breathe. From afar, I contemplated the force of attraction and detachment at work without Pedro being present over us: gravitation.

HUESO COXIS

Cecilia le sacude el cuerpo a Pedro y el cuerpo de Pedro no respira. Ajeno, yo contemplo la fuerza de atracción y de desprendimiento que ejerce Pedro sin estar presente. Cecilia, desde la escalinata de su santidad, me mira con recelo y me reprocha no actuar ante la gravedad del asunto. Gravedad: <<Carácter peligroso "la gravedad del incendio" || Seriedad, austeridad "la gravedad de las palabras". Palabras>>. Cecilia me dispara palabras pesadas, palabras altisonantes. Cada letra, con una velocidad proporcional a su masa, cae o se adhiere a algún imán blanco del discurso del que somos parte. ¿Cecilia, entiendes? Aquí hay un sistema elástico, gravitacional, lingüístico que une el adjetivo *ahorcado* al sujeto *Pedro*. Mira cómo la palabra *putrefacción* le carcome el cuerpo. Sujeto, verbo, predicado.

DELTOIDE DERECHO

Ven aquí, Cecilia, contempla, separa las palabras, descárgalas de su peso: resucita a Pedro en su desaparecer.

ALVEOLOS DEL PULMÓN DERECHO

Tengo siete años. Estoy en la recámara donde dormimos mi hermano y yo. Mi hermano, también niño, duerme apenas con una sábana. Hace mucho calor. La lámpara que rompimos años después está junta a su cama. En mi cama hay juguetes suyos, un carrito de bomberos que sólo conserva una llanta morada, y una pistola espacial con luces rojas y azules. Recuerdo perfectamente este día. Ahí está. Mi padre entra silencioso para no despertar a mi hermano. Me lleva al sanitario. Mi madre está dormida, seguramente, sueña estar casada con el galán de la televisión. Mi padre, índice en los labios, se afloja los pantalones.

COCCYX

Cecilia shakes Pedro's body and Pedro's body isn't breathing. From a distance, I contemplate the force of attraction and detachment that Pedro exerts without being present. Cecilia, from the staircase of her sainthood, stares at me with suspicion and reproaches me for not acting in accordance with the gravity of the situation. Gravity: <<Dangerous character "the gravity of the fire" || Seriousness, austerity, "the gravity of words." Words.>> Cecilia fires heavy words at me, high-flown words. Each letter, with a velocity proportional to its mass, falls or sticks to some white magnet of the discourse of which we are a part. Understand, Cecilia? Here is an elastic system, gravitational, linguistic, which joins the adjective *hung* to the subject *Pedro*. Watch how the word *putrefaction* eats away at his body. Subject, verb, predicate.

RIGHT DELTOID

Come here, Cecilia, think, separate the words, drop their weight: resuscitate the vanished Pedro.

RIGHT LUNG ALVEOLI

I'm seven years old. I'm in the bedroom where my brother and I sleep. My brother, also a child, barely asleep under a sheet. It's very hot. The lamp that we broke years later sits next to his bed. On my bed are his toys, a small firetruck with only one purple tire left, and a raygun with red and blue lights. I remember this day perfectly. There it is. My father enters silently so as not to wake my brother. He takes me to the bathroom. My mother is asleep, surely, dreaming of being married to the man on television. My father, finger on his lips, slips off his pants.

Vuelvo a tener siete años. Estoy en la recámara. Mi hermano a pierna suelta. Sus ronquidos de niño. Los juguetes, la pistola espacial y el carrito de bomberos. Entra mi padre, me lleva al baño, pero me llevo la pistola escondida en el pantalón. En el baño le disparo directamente y las lucecitas destellan azul y rojo y azul y rojo, sólo eso. Me abofetea antes de aflojarse los pantalones.

TELA COROIDES

Deja de decir *cuerpo*. Cuerpo, deja de decir.

ESÓFAGO

¿Edad? ¿Antecedentes de cáncer en su familia? ¿Es usted hipertenso? ¿Fuma? ¿Bebe? ¿Hasta la ebriedad? ¿Cuántas copas? ¿Entonces, toma hasta la ebriedad? ¿Cada cuánto bebe? ¿Drogas? ¿Antecedentes de diabetes en su familia? ¿Tiene su placa de rayos x? ¿Y su estudio de cardio para la operación? ¿Por qué no? El doctor no lo puede atender. Búsquelo en el séptimo piso. Pues por allá. ¿Para qué lo quiere? Búsquelo abajo. Le dije que el doctor no lo puede atender. ¿Para qué lo quiere? ¿Quién le dijo eso? Pues, por protocolo a los menores de cuarenta años no se les pide el cardio, dígaselo. No, no-lo-puede atender.

CABEZA DEL FÉMUR DERECHO

En la esquina de la sala de espera, Pedro, después de haber ido al baño, a la cafetería, al patio a fumar, a la recepción a preguntar por mí, al consultorio a buscar al doctor, al patio a fumar otro cigarro, a la calle a buscar algo para leer y distraerse; de vuelta con las manos vacías. Se ha quedado dormido. Recargado en la

I'm seven years old again. I'm in the bedroom. My brother is sound asleep. His childlike snores. The toys, the raygun and firetruck. My father enters, takes me to the bathroom, but I carry the gun hidden in my pants. In the bathroom I shoot him pointblank and the lights flash red and blue and red. That's all. He smacks me before he slips off his pants.

CHOROID PLEXUS

Stop saying *body*. Body, stop saying.

ESOPHAGUS

Age? History of cancer in your family? Do you have hypertension? Do you smoke? Drink? To intoxication? How many drinks? Then, you drink to intoxication? How much do you drink? Drugs? History of diabetes in your family? Do you have your x-rays? Your cardio results for the operation? Why not? The doctor can't see you. Look for him on the seventh floor. Well, over there. Why do you want to see him? Look for him downstairs. I told you the doctor can't see you. Why do you want him? Who told you that? Well, protocol doesn't require cardio tests for people under forty, tell him that. No, he-can't-see-you.

RIGHT FEMORAL HEAD

In the corner of the waiting room, Pedro, after having gone to the bathroom, to the cafeteria, to the patio to smoke, to the reception desk to ask about me, to the consultation area to look for my doctor, to the patio to smoke another cigarette, to the street to look for something to read and distract himself; back empty-handed. He's fallen asleep. Propped against the

pared, junto a una planta de sombra que parece que le sale de la cabeza, como un sueño que se le escapa. Él llegó conmigo, él me acompañó, él recibió mi ropa cuando me metieron a la sala previa al quirófano para cambiarme. Media hora después llegó mi madre, mi hermano y, a regañadientes, mi padre, a quien mi madre envió a buscar mi ropa. La enfermera le dijo que su pareja, un joven de barba cerrada, la tenía. Pantalones, zapatos, camisa, suéter, cartera, cinturón, todo se lo había entregado a él. ¿Había algún problema? Mi padre simplemente dio la media vuelta y le dijo a mi madre que mis cosas estaban con el doctor, y como al doctor no lo encontraban…Mi padre es el único de la familia que se ha percatado que aquel sujeto dormido también está esperando noticias mías. Cecilia ve, pero finge que no, no se decide a odiarlo o compadecerse de él por estar conmigo. Ella, que después de tantos años ha aprendido y soportado lo que es mi compañía. Pero Pedro sueña, está a punto de roncar. Tiene bien abrazada la mochila donde están mis pertenencias. Sabe que en algún momento, no hoy, sino mañana, que me dejen salir del hospital, eso si no hay alguna complicación, tendrá que interceptarme y, entonces, encarar a mi familia, a la que le ha dado la vuelta estos cuatro años que hemos estado juntos. Que a menos que logre hacer una tregua con Cecilia y entregarle a ella mis cosas, voy a tener que salir con las sábanas. Pero de momento Pedro está, y merecido lo tiene, descansando, indefenso ante cualquier ataque de Cecilia.

PARIETAL IZQUIERDO

Me llamo *cuerpo*: la contradicción entre lo que ves y desde donde hablo.

TEMPORAL OCCIPITAL IZQUIERDO

En mi cirugía, los médicos cuentan chistes: <<sarcoma>>. Y mi pierna abierta ríe a borbotones.

wall, next to a shade plant that appears to be coming out of his head, like a dream that's escaping him. He arrived with me, came with me, took my clothes when they put me in a room adjacent to the operating room to change. A half hour later, my mother arrived, as did my brother, and, reluctantly, my father, whom my mother sent to look for my clothes. The nurse told him that his partner, a young bearded man, had them. Pants, shoes, shirt, sweater, wallet, belt, everything had been given to him. Was there a problem? My father simply turned around and told my mother that the doctor had my things, and as for the doctor, they couldn't find him. . . . My father is the only one in the family who's realized that the sleeping person over there is also waiting for word about me. Cecilia sees, but pretends not to; she hasn't decided whether to hate him or pity him for being with me. She, who after so many years has learned and put up with what constitutes my company. But Pedro dreams, is about to snore. He's hugging the bookbag that contains my belongings. He knows that at some point, not today, probably tomorrow, they'll let me leave the hospital – if there aren't complications, that is – and he will have to intercept me, and then face my family, who've turned their back to him these four years we've been together. That unless he makes a truce with Cecilia and give her my things, I will have to leave wrapped in bedsheets. But for the moment Pedro is, deservedly, resting, undefended against any attack from Cecilia.

LEFT PARIETAL LOBE

My name is *body*: the contradiction between what you see and from where I speak.

LEFT OCCIPITAL LOBE

During my surgery, the doctors tell jokes: <<sarcoma>>. And my open leg erupts with laugher.

PELVIS

Comer, beber, vomitar. Comer, beber, vomitar. Comer, beber, vomitar. Ingestión permanente de ti, Pedro, que te queremos tanto. Ingestión de tu cuerpo hasta hundirnos en la amnesia y olvidar tu cuerpo. Olvidar tu nombre y sentir la enorme culpa hinchándonos el estómago, la barriga. Llenos, con un sabor en la boca que sólo nos hace pensar en una cosa: estamos vivos de tan satisfechos. O queremos más. Ni siquiera podemos eructar. Ni siquiera podemos beber un poco de agua. Hiciste bien tu trabajo al morder la manzana y no llorar con el tenedor encajándosete. Tierno, blandito y jugoso sobre la mesa. Y Cecilia y yo con tanto antojo. Te acostaste en la charola, cerraste los parpados, rezaste la oración. Qué rico estabas, cabrón, qué dulce y qué amargo en otras partes. Íbamos comiéndote despacio, cortésmente, cediéndonos los trozos; cortando, sirviendo en nuestros platos, intercambiando miradas aprobatorias, chupándonos los dedos, cortando porciones más grandes, engullendo casi sin masticar, cortando más, apartando trozos, compitiendo por un pedazo, ingiriendo, mordiendo, queriéndote, destruyéndonos, rebasando nuestro límite alimentico, degradándonos. Ingiriendo más de lo que podemos, sobrepasándonos, olvidándote, disfrutándote, odiándonos, esperando que al finalizar lo único bueno en nosotros, que eres tú, nos reviente.

FARINGE

La enfermedad es inocente. Yo no.

FOSA CARDIACA DEL PULMÓN IZQUIERDO

Una vez engullido comienzan las funciones biológicas. Me llena de tristeza defecarte. Que te salgas de mí, de tristeza me llena. Me llena, me colma de desdicha y ésta no la logro orinar.

PELVIS

Eat, drink, vomit. Eat, drink, vomit. Eat, drink, vomit. Ongoing ingestion of you, Pedro, whom we love so much. Ingestion of your body until we sink into amnesia and forget your body. Forget your name and feel the enormous guilt swelling our stomach, our belly. Full, with a taste in our mouth that only makes us think of one thing: we are so satisfied being alive. Or we want more. We can't even burp. We can't even drink a sip of water. You did your job well: biting the apple and not crying when the fork slid into you. Soft, tender, and juicy on the table. And Cecilia and I craving you so. You laid down on the tray, closed your eyes, said the blessing. How delicious you were, you bastard, how sweet and sometimes how bitter. We ate you slowly, courteously, easing into the slices: cutting, plating, exchanging looks of approval, sucking our fingers, cutting larger portions, swallowing almost without chewing; cutting more, separating pieces, fighting over a piece, consuming, biting, wanting you, destroying ourselves, exceeding our alimentary limit, degrading ourselves. Ingesting more than we could, outdoing ourselves, forgetting you, enjoying you, hating ourselves, hoping that at the end the only good in us, which is you, makes us explode.

PHARYNX

The illness is innocent. Me, no.

RIGHT LUNG CARDIAC IMPRESSION

Once swallowed the biological functions begin. It fills me sadness to shit you out. That you come out of me fills me with sadness. It fills me, floods me with misfortune, and I can't piss that out.

ESTERNOCLEIDOMASTOIDEO IZQUIERDO

Esta versión cinematográfica trata un caso real: la vida de Cecilia, una mujer vanidosa hasta la idiotez y el despilfarro. Los efectos especiales carecen de credibilidad y las actuaciones son inverosímiles, puesto que el director, en un afán naturalista o experimental – no se alcanza a distinguir la intención – ha prescindido de actores profesionales, empleando a las personas que formaron parte de este drama en la vida real. De manera que el personaje de Cecilia es interpretado por la propia Cecilia, centro y víctima de un escándalo dado a conocer por la prensa rosa hace algunos años: Cecilia gozaba de la normalidad de su vida hasta que, justo lo común de su vida, llamó la atención de una documentalista cuyo proyecto era el de abordar las complicaciones de una mujer de las características de Cecilia, quien pensó que sería divertido y accedió. Pero los resultados fueron contraproducentes para todos, porque en cuanto comenzó a documentarse la vida de Cecilia, su cotidianidad cambió de golpe. La gente a su alrededor no se comportaba igual frente a las cámaras. Muchos le retiraron la palabra o trataron de seducirla a la menor provocación (cabe mencionar las escenas de cama entre Cecilia y su madre en esta película, abordado desde un enfoque desenfadado). Las circunstancias extrañamente comenzaron a cambiar para la protagonista. Conforme su vida fue dándose a conocer, la gente comenzó a tomarse más confianzas para con ella: así su intimidad se perdió y con ella la personalidad de Cecilia. Había sido elegida por ser, dentro del común de las mujeres de su raza y estrato social, particularmente risueña. La decadencia de la vida de Cecilia dio un nuevo giro al ser estrenado el documental: al hacerse enteramente pública la entonces moribunda privacidad de Cecilia, su identidad enteramente se diluyó. Comenzó a causar escándalos de todo tipo y a ser acosada por los reporteros, cuyo asedio causó la tragedia final de Cecilia. Este road movie cuenta con un soundtrack *que va de lo emotivo a lo delirante. Destaca la participación vocal de Cecilia en el último* track.

LEFT STERNOCLEIDOMASTOID

A movie version based on real life: the life of Cecilia, a woman vain to the point of idiocy and profligacy. The special effects strain credibility, and the performances are unrealistic, because the director, whether from an effort at naturalism or experimentalism – he can't figure out his intention – has dispensed with professional actors, employing the people who took part in the real-life drama. Thus, the character of Cecilia is played by Cecilia herself, center and victim of a scandal that circulated in the tabloids a few years ago: Cecilia delighted in the normality of her life until, in the course of her ordinariness, she caught the attention of a documentarian whose project it was to tackle the complications of a woman with Cecilia's characteristics. She thought it would be fun and agreed. But the results were counterproductive for everyone involved, because as soon as he began to document Cecilia's daily life, that life suddenly changed. The people around her didn't behave the same way in front of the cameras. Many stopped speaking or tried to seduce her at the least provocation. (The sex scenes between Cecilia and her mother in this movie bear mention, casually approached as they are.) Circumstances strangely began to change for the protagonist. As her life became known, people began to take more liberties with her; she lost her privacy, and with it her personality. She'd been chosen because, out of all the women of her race and social status, she was particularly cheerful. The downward spiral of Cecilia's life took a new turn when the documentary was released: on becoming completely public, Cecilia's then-moribund private life, her identity, was totally diluted. She began to incite all types of scandals and be accosted by reporters, whose harassment caused Cecilia's final tragedy. This road movie comes with a soundtrack that swings between the emotional and the delirious. Cecilia's vocal on the final track stands out.

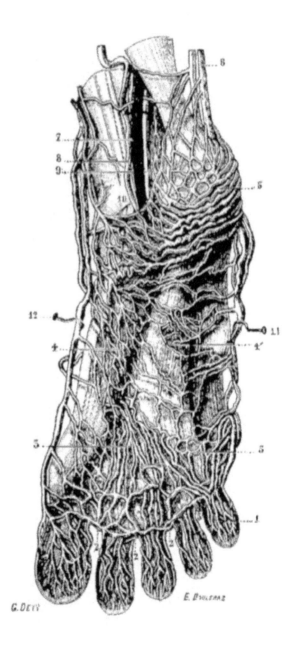

COSTILLA FIJA

Mi madre no dice *cáncer*, por pudor, por pánico, por la misma razón por la que Pedro no dice *sida*, por la misma razón que Cecilia no dice *probable infección*, por la misma razón que yo cada vez hablo menos, por la misma razón que mi padre podrido ya no dice. No nombrar para que el cáncer, el sida, la infección no vengan. Como si no estuviesen aquí, como si no fueran parte de la familia.

Hace mucho que no escucho a mi padre decir mi nombre.

TRUE RIB

Out of a sense of reservation, of panic, my mother doesn't say *cancer*, for the same reason that Pedro doesn't say *AIDS*, for the same reason that Cecilia doesn't say *possible infection*, for the same reason that I say less and less, for the same reason that my rotten father doesn't say anything anymore. We don't say the name, so the cancer, the AIDS, the infection, don't manifest themselves. As if they weren't here, as if they weren't part of the family.

It's been a long time since I heard my father say my name.

BRONQUIOS DEL PULMÓN IZQUIERDO

Juegan el juego mal. No siguen las instrucciones. Cecilia hace trampa y Pedro se come las piezas. No las embonan bien. Me lastiman. La tibia no va con la falange ni el coxis con el peroné. Pedro no coloca con cuidado la costilla y la torre cae. Cecilia argumenta que por ello debe avanzar una casilla, pero Pedro propone echarlo a la suerte: romper mi mandíbula y el que quede con la parte más grande gana.

TRAPECIO IZQUIERDO

Esta retórica, Pedro, es la única forma florida, llena de nardos, que tengo de decirte la verdad. La verdad es un cúmulo blanco, nieve en la boca que me está quemando y te quiero decir. Te quiero decir lo que tú quieras escuchar: ésa es la verdad y la estoy construyendo detalladamente, atajando las circunstancias, exterminando las contradicciones, implantado las causas para que la lógica sea inequívocamente favorable hacia mí. He labrado los encantos para una verdad seductora, contundente para que conmigo te quedes. Tuve que cambiar la narración que llevabas en la cabeza, decorarla hasta que quedara demasiado abajo, resanarte las heridas y hacerte una historia perfecta en donde encajen todos los capítulos que hagan falta, que te hagan falta. Hacer que yo te haga falta. No me veas así desde tu hermosura que me quiebra. Ésta es la operación al cuerpo enfermo: la transfusión de mi voz a tu carne roja.

ESTERNÓN

Cecilia se monta sobre mí. Tumbados en el sillón ocre, me dice que ahora mismo me están operando. Que de momento mi salud no está en mis manos, que me relaje y la bese como la besaba antes. Que Pedro está lejos, en mi corazón y mi corazón está en

RIGHT LUNG BRONCHI

They play the game poorly. They don't follow instructions. Cecilia cheats and Pedro eats the pieces. They don't put them together properly. They make me sad. The tibia doesn't go with the phalanx nor the coccyx with the fibula. Pedro isn't careful when he hangs the rib and the tower falls. Cecilia argues that because of this collapse she should move forward one square, but Pedro suggests casting lots: break my jaw, and whoever gets the biggest portion wins.

LEFT TRAPEZOID

This rhetoric, Pedro, is the only flowered path, overgrown with spikenards, which I possess to tell you the truth. The truth is a white cumulous, snow in my mouth that burns, and I want to tell it to you. I want to tell you what you want to hear: that's the truth and I'm constructing it carefully, addressing the circumstances, eliminating the contradictions, arranging causation such that logic will unequivocally favor me. I've written out the incantations of a true seductress, persuasive so that you will remain with me. I had to change the narrative you carried around in your head, dress it up until it hung too low, gild the wounds and make you a perfect story in which all chapters fit – the necessary ones, the ones you need. It has to be me you need. You don't see me that way in your beauty that breaks me. This is the operation on a sick body: the transfusion of my voice to your red flesh.

STERNUM

Cecilia climbs on top of me. Stretched out on the ochre couch, she says they're operating on me now. That at this moment my health isn't in my hands, that I should relax and kiss her like I used to. That Pedro is far away, in my heart, and my heart is a device that the doctors have connected to my chest. From far

un artefacto que los doctores me han conectado al pecho. Desde allá nos manda saludos de luces verdes, intermitentes, estables. Que no pasa nada y que le quite la blusa porque ella está en la sala de espera tratando de distraerte con una novela cursi de 37 capítulos, junto con mi hermano, mi madre y mi padre, que ha venido a regañadientes. Que ella va a cuidar de mí, me va a ayudar a ducharme, a cambiarme las vendas, a vestirme. Va a ir a mi departamento a cocinar lo que el doctore prescriba. Que toque sus senos jóvenes y la mire como antes. Que me recupere y regrese a ella. Que el tiempo es una forma de quererme y ella ha esperado bastante. Los doctores me sacarán de ésta. Cunado despierte será hora de abrir los ojos a la realidad. Mira:

Nos correspondemos.

LÓBULO FRONTAL

Antes de que Cecilia supiera que Pedro estaba infectado y, por tanto, yo en algún momento podría estarlo, llegaban a bromear diciendo que apenas la preñe, ambos prescindirían de mí y formarían una hermosa familia nuclear. ¡Bum! Y reían, pero yo no.

FRONTAL LOBE

Before Cecilia knew that Pedro was infected, and, what's more, that at any moment I could be, too, they joked, saying that as soon as I got her pregnant, they would both get rid of me and form a beautiful nuclear family. Boom! And they laughed, but I didn't.

away Pedro sends us greetings of green lights – intermittent, steady. That nothing's going on and I should take off her blouse because she's in the waiting room trying to distract herself with a cheap thirty-seven-chapter novel, together with my brother, my mother, and my father, who's here reluctantly. That Cecilia is going to take care of me, is going to help me shower, change my bandages, get dressed. That she's going to come to my apartment to cook whatever the doctor suggests. That I should stroke her young breasts and look at her like before. That I should get better and come back to her. That time is a form of loving me and she's waited long enough. The doctors will take me away from this. When I wake up it will be time to open my eyes to reality. Look:

We match.

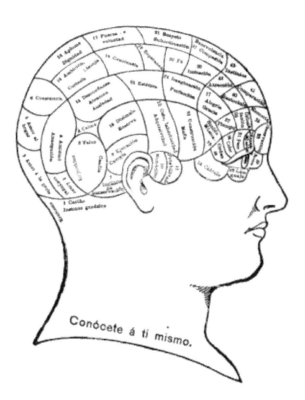

FÉMUR IZQUIERDO

Cecilia nos dice que, aquí encerrados, estamos en un *reality show* de famosas personalidades venidas a menos. Señala cuidadosamente las esquinas y nos susurra que tengamos cuidado: las cámaras. Mientras se pasa el rímel por las pestañas nos explica: ella es una estrella de cine y también cantante. Cantante de las buenas, aclara. Se hizo incluso una película sobre su vida que contaba con una participación especial de ella misma. Se mira las botas que le llegan hasta las rodillas, cruza las piernas. Su fama, lo admite, pudo dar un poco más, pero fue lo suficiente como para marcar, más que una moda, a toda una generación de muchachas inconformes con su miserable vida. Hubo perfumes con su nombre, su propia marca de zapatos de tacón de aguja. A partir de un incidente que tuvo en la carretera, hubo una oleada de intentos de suicidio por parte de sus fans. Pocos de ellos se consumaron, advierte, con una sonrisa benevolente. Y después se pasa la lengua por los labios. Famosa, asediada por los *paparazzis*. Iba en la carretera, el volumen de la radio compitiendo con la velocidad del automóvil de lujo. Padecía de un bloqueo creativo, una decepción sentimental, ganas de cambiar de paisaje o disfrutar de cinco minutos de privacidad. Por supuesto, era de noche y las estrellas iluminaban el destino. Otro automóvil se acercaba velozmente, era uno de esos cineastas que se empeñaban en sacar beneficio de ella haciendo todo tipo de documentos biográficos no autorizados. Hundió el pedal del freno. El choque fue inminente y espectacular. Alguien debió filmarlo, se lamenta acariciando su cabello recién teñido y vitaminado. Suspira, guarda silencio. Observa condescendientemente la planta de hojas anchas que le sale de la cabeza a Pedro y le pregunta si salió de algún programa de jardinería, de estos que ven las amas de casa los domingos. Yo le pregunto qué es un domingo. Ella me señala sonriente. Qué buen comediante debiste ser.

CISURA DE ROLANDO

Cecilia está un poco harta de nosotros, siempre cariñosos uno con el otro. Yo metiéndole claveles rojos por el culo a Pedro

LEFT FEMUR

Trapped here, Cecilia tells us that we're on a reality show featuring famous people who've come to ruin. She signals carefully at the corners and whispers to us to be careful: the cameras. While applying mascara to her eyelashes, she explains: she's a movie star and also a singer. One of the great singers, she clarifies. She even made a movie about her life that featured her as an actress. She looks at the boots that come up to her knees, crosses her legs. Her fame, she admits, could've lasted a little longer, but it was enough to mark, more than a fashion, a whole generation of women dissatisfied with their life. There were perfumes bearing her name, her own brand of stilettos. Following a highway incident, there was a wave of suicide attempts on the part of her fans. A few succeeded, she says with a benign smile. And then she passes her tongue across her lip. Famous, besieged by paparazzi. She was going down the highway, the volume of the radio competing with the speed of the luxury vehicle. She was suffering from a creative block, a sentimental disappointment, and eager to change the scenery or enjoy five minutes of privacy. Of course, it was night and the stars lit up her destiny. Another car came up quickly – it was one of those filmmakers who insisted on taking advantage of her by making every kind of unauthorized biography. She slammed on the brakes. The crash was sudden and spectacular. Someone should have filmed it, she laments, stroking her recently dyed and conditioned hair. She exhales, falls silent. She observes with condescension the broad-leafed plant that grows from Pedro's head and asks him if he came out of some gardening program, one of those watched by housewives on Sunday. I ask her what a Sunday is. She points at me, smiling. What a good comedian you must have been.

CENTRAL SULCUS

Cecilia's a little sick of us, always so affectionate with each other. Me pulling red carnations from Pedro's ass while he smiles.

mientras él sonríe. Ella cree que quiere algo que a la vez detesta: un hombre. No dos hombres, como nosotros, sino un hombre-hombre. Un hombre para una mujer, pero que no implique la idea de *la mujer para el hombre*. Una mujer para el hombre no es ella, así que no le hace falta un hombre, aunque nos tiene a los dos, que haríamos lo que sea para hacerla feliz. Ella es una mujer independientemente de si hay o no un hombre que la considere mujer (porque para nosotros es mujer, pero también un poco cactus y un poco cuervo). Una mujer es o no es en tanto que el hombre lo valide. Un ser ante el hombre. Ella no necesita un hombre. Lo quiere, pero no lo necesita ni sabe especificar sus características, aunque, lo asegura, sabrá distinguirlo y no, no es ninguno de nosotros. Ni una mujer masculinizada ni un hombre con un ramo de flores. Tampoco un marido ni un jefe ni un padre ni una verga grande ni un árbol. Tampoco una corbata, un auto rojo o un montón de billetes. Insisto, nosotros haríamos lo que fuera por hacerla feliz. Pero bueno, mientras ella se aclara para explicarnos, seguimos con lo nuestro.

TIBIA IZQUIERDA

Vuelvo a tener siete años. Mi hermano dormido y mi padre abre la puerta. Me lleva al baño. La pistola con sus foquitos y sus ruidos intergalácticos suenan fuerte, muy fuerte, lo suficiente como para despertar a media comunidad marciana, pero no aparece nadie. Mi padre se baja los pantalones y me dice que abra la boca. Ten cuidado con los dientes, me dice. Abre bien, te estoy diciendo.

CUBITAL POSTERIOR IZQUIERDO

Abro los ojos. Es una pesadilla: mi padre es el cirujano. Esta vez sí vas a quedar bien, me asegura.

She believes she wants something that she sometimes detests: a man. Not two men, like us, but a man-man. A man for a woman, but that doesn't imply the idea of *the woman for the man*. She isn't a woman for the man, so she doesn't lack a man, even though she has the two of us, who would do anything to make her happy. She's a woman independently of whether there's a man who considers her a woman (because for us she is a woman, but also a bit of a cactus and a bit of a crow). A woman is or isn't as long as a man validates it. A being before a man. She doesn't need a man. She wants him, but doesn't need him or know how to identify his characteristics, even though, she's sure, she'll be able to identify him, and no, he isn't one of us. Nor a masculine woman nor a man with a bouquet of flowers. Neither a married man nor a boss nor a father nor a large cock nor a tree. Neither a tie, a red car, or a mountain of cash. I insist that we would do anything to make her happy. But, well, while she clears her throat to explain, Pedro and I keep doing our thing.

LEFT TIBIA

I'm seven years old again. My brother asleep and my father opens the door. He takes me to the bathroom. The pistol with its intergalactic flashes and noises sounds loud, very loud, loud enough to wake half the Martian community, but no one appears. My father lowers his pants and tells me to open my mouth. Be careful with your teeth, he says. Open wide, I'm telling you.

LEFT EXTENSOR CARPI ULNARIS

I open my eyes. It's a nightmare: my father's the surgeon. This time, yes, you'll be fine, he assures me.

LÓBULO OCCIPTAL

Abre bien la boca, carajo, cuidado con los dientes, no escupas. Muerdo. Me golpea. ¡Carajo! Caigo en el suelo y mi madre toca la puerta.

PERONÉ IZQUIERDO

Cuando Pedro se queda dormido su respiración se vuelve pesada. Patalea, jadea, me agarra, gruñe, maúlla, se adentra en un mundo de angustias. Se levanta dormido rumbo a la ventana con malas intenciones, como si su sueño fuese color negro o un pozo turbio sin fondo con la garganta abierta y los muros no tuviesen consistencia. Se le trepan algunos recuerdos tenaces, lo pellizcan con las tenazas, le mordisquean el remordimiento. Yo trato de decirle margaritas o claveles rojos o que despierte, pero en sus sueños el lenguaje está vacío, cada palabra está hueca; las palabras se rompen como esferas de cristal: brillantes, pero huecas. Y el tiempo está vacío y el espacio está vacío. Pedro está vacío de deseo. Ya no me quiere. Ya no quiere nada ni a nadie. Se desenchufa así de todo lo que le rodea. Y yo no sé qué hacer. No sé qué pensar. No pienso y me hundo en el negro también. No floto ni nado, no trato de respirar. Cedo a la pereza de dejarme jalar por mi propio peso hasta el fondo, perecer en el hundimiento porque sin Pedro no deseo nada. Después despierta sin recordar sus sueños.

RETINA DEL OJO DERECHO

El asco marca los límites del cuerpo. ¿Doctor, por qué no se quita su blusa bata para auscultarme?

OCCIPITAL LOBE

Open your mouth wide, fuck, careful with the teeth, don't choke. I bite. He hits me. Fuck! I fall to the floor and my mother knocks on the door.

LEFT FIBULA

When Pedro falls asleep his breathing grows heavy. He kicks, gasps, grabs me, whines, meows, sinks into a world of distress. He sleepwalks over to the window, his intentions bad, as if his dream were the color black or a muddy, bottomless well with an open throat and walls that lack consistency. Relentless memories smother him, nip at him with their pincers, chew at his remorse. I try to say daisies or red carnations or wake up, but in his dreams language is empty, each word hollow; the words break like crystal spheres: brilliant, but hollow. And time is empty and space is empty. Pedro is empty of desire. He doesn't want me anymore. He doesn't want anything or anyone anymore. He unplugs from everything around him. And I don't know what to do. I don't know what to think. I don't think and I sink into the black as well. I neither float nor swim; I don't try to breathe. I give in to the laziness of letting myself be pulled to the bottom by my own weight, to perish in the sinking because without Pedro I don't desire anything. Then he wakes without remembering his dreams.

RIGHT EYE RETINA

Disgust marks the limits of the body. Doctor, why don't you take off your lab coat to examine me?

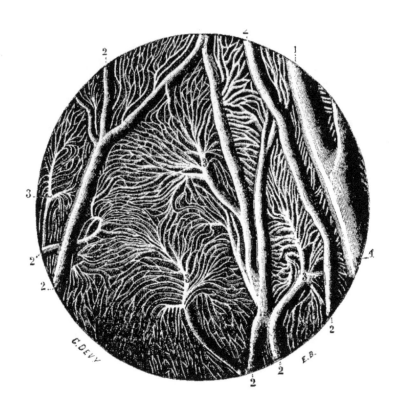

GLÚTEO IZQUIERDO

Abro los ojos. El cirujano, la anestesióloga, las enfermeras y los camilleros están jugando turista en mi pecho abierto. A cada tiro, los dados caen en mis costillas, un poco de lado, y es muy difícil saber en qué número cayeron exactamente. El cirujano va perdiendo, lo sé por su cara adusta. Noto que la anestesista está haciendo trampa: la mayoría de los jugadores están a punto de caerse dormidos y ella tan alegre. Es su turno. Tira los dados y caen en seis, pero sumo la panza y los dados se hunden entre mis tripas. El cirujano me mira con gusto. Yo me encargo de que quedes bien, promete.

LEFT BUTTOCK

I open my eyes. The surgeon, the anesthesiologist, the nurses, and the orderlies are playing tourist in my open chest. With each toss, the dice fall into my ribs, a little to the side, and it's difficult to know what number they fall on exactly. The surgeon is losing – I know it from his sullen face. I note that the anesthesiologist is cheating: most of the players are about to fall asleep and she is so happy. It's her turn. She throws the dice and they fall on six, but I raise my belly and the dice sink between my intestines. The surgeon looks at me appreciatively. I'll take care of you, he promises.

TENDÓN DE AQUILES IZQUIERDO

Pedro se mete el puño por el ano, de golpe llega hasta la panza. Y, como si fuera guiñol de calcetín, comienza a conversar. Cecilia hace la voz. Debaten. Yo me parto de la risa. Me muero de la risa. De la risa me muero. En el funeral, estoy en una caja rodeado de flores blancas que escupen un fuerte aroma que llega a toda la sala. Hay mucha gente, todos conocidos, todos extraños, deambulan como peces reflejados por los cristales, no saben adónde ir y no saben quedarse quietos. Por allá, un banco de ellos está fumando, inician frases que no concluyuen, pero los demás confirman: <<Él fue muy...>> Y todos asienten, respetuosos. A mí me han maquillado mal, me veo blanco y demacrado, como muerto. Me gusta. Llega mi abuelo a contestar que me cerraron los ojos y le da aviso a mi abuela de que puede venir. Ella se acerca, reza un rosario a la velocidad de la luz y me mira eternamente. Llega mi padre a paso triunfal: ganó. Llega mi madre y simplemente no sabe qué decir, si es que debe decir algo, si se espera de ella que diga algo. No le salen las lágrimas, no le salen los gritos, no le sale nada. Peor: bosteza, tiene sueño. Habrá que esperar a que se entere orgánicamente que se murió su hijo para obtener respuesta. Mientras, sólo tiene sed. Llega mi hermano. Sabe que lo escucho. Me cuenta un chiste y me parto de la risa, me descompongo de la risa, me pudro y las flores no logran tapar el hedor.

OLFATORIOS

<<Una vez extirpado el tumor y completada la terapia adyuvante (la radioterapia y, más rara vez, la quimioterapia) es necesario un seguimiento continuado a fin de detectar con prontitud cualquier evidencia de recaída local o de metástasis>>.

LEFT ACHILLES TENDON

Pedro puts his fist through his anus, punches through to his belly. And, as if he were a sunflower made out of a sock, he begins to talk. Cecilia does the voice. They debate. I fall apart with laughter. I die from laughter. At the funeral, I'm in a box surrounded with white flowers that spit out a strong aroma that fills the room. There are many people, everyone I know and everyone I don't. They wander like fish reflected through the glass. They don't know where to go and don't know how to stay still. Over there, a pew full of people are smoking. They start phrases they don't finish, but the rest agree: <<He was very…>> And everyone nods, respectfully. They've done my makeup badly. I look white and emaciated, as if dead. I like it. My grandfather arrives to ask if they can close my eyes and signals to my grandmother that she can approach. She prays a rosary at the speed of light and stares at me forever. My father arrives in triumph: he won. My mother arrives and simply doesn't know what to say, if she should say anything, if anyone is expecting her to say something. No tears emerge, no screams emerge, nothing emerges. Worse: she yawns. She's sleepy. To get a response, we'll have to wait until she organically discovers that her son died. Meanwhile, she's just thirsty. My brother arrives. He knows I hear him. He tells me a joke and I laugh. I decompose with laughter. I rot, and the flowers can't cover the stench.

OLFACTORY NERVES

<<Once the tumor has been removed and the accompanying therapy (radiotherapy and, more rarely, chemotherapy) completed, a follow-up is necessary to promptly detect evidence of local recurrence or metastasis.>>

GEMELOS IZQUIERDOS

Érase una vez un cuerpo: el mío. Él y yo: ensamblaje inserto en el contexto urbano, el aquí que se proyecta rumbo a tu cuerpo, Pedro, que también a ti te traga. Ensamblaje: concatenación: choque: hambre: ¿qué entiendes cuando te digo *te quiero*?

LEFT CALF MUSCLE

He was once a body: mine. He and I: an assemblage inserted into an urban environment, the here that projects itself towards your body, Pedro, which also swallows you. Assembly: concatenation: clash: hunger: what do you understand when I tell you *I love you*?

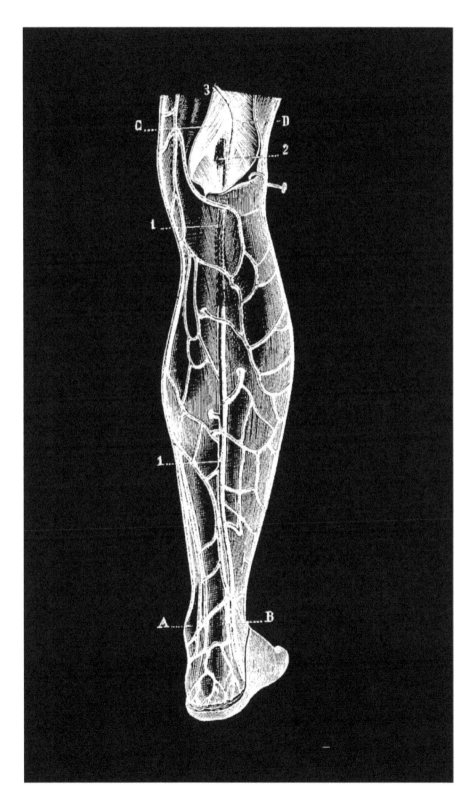

SURCO POPLÍTEO IZQUIERDO

La noche que Pedro soñó que era Miss Universo, radiante y lleno de flores, estábamos de fiesta, muy tomados. No sé qué hora era, pero seguro pasaban de las cuatro. Cecilia puso ese disco de The Smiths, aquél que poníamos y poníamos y poníamos cuando andábamos, cuando jóvenes. Borrachos, nos besamos. El beso fue largo, líquido, lleno de cerveza y alguno de los dos murmuraba algo que no se entendió nada. Nos abrazamos. Su cintura, tan pequeñita en comparación con la de Pedro, su barriga peluda en la que me duermo. Habríamos caído de bruces sobre el sillón para empezar a desnudarnos y forcejear pero en el sillón estaba Pedro completamente dormido, roncando a pierna suelta. Y yo estaba ebrio. Traté de llevarlo a la cama para que descasara mejor y quedarme con Cecilia a solas. En mi defensa diré que sí logré cargarlo. El sillón estaba junto a la puerta de la habitación. Con un brazo sostuve las piernas y con el otro la espalda. Un paso y luego el otro. La verdad, sí pesaba, pero logré llegar. Un desgarre. Traté de inclinarme para no dejar caer a Pedro sobre el colchón. Dolor. Demasiado dolor. Cayó como un costal. Siguió dormido. Una punzada que latía con más fuerza. Cecilia fue por analgésicos para doparme antes de que el efecto de la cerveza acabara. Me costó mucho llegar al sillón. Ahí estuve hasta quedarme dormido. Pedro despertó muy contento. Ese desgarre dio el aviso del tumor.

TARSO

Ésta es una silla. Éste, un helecho. Éste es un cuchillo en mi brazo. Éste, mi brazo. Esto es aquí. Ésta es Cecilia dormida en el sofá. Éste, el sofá. Éste es un tenedor. Ésta es una motocicleta flotando en el aire después de chocar. Esto es el aire. Esto es el humo adentro del aire. Ésta es mi nariz. Éstos somos nosotros. Éste es un piano. Ésta es mi tristeza del quererte separar de mí, Pedro. Éste es un martillo. Ésta es Cecilia observándonos.

LEFT POPLITEAL GROOVE

The night Pedro dreamed he was Miss Universe, radiant and replete with flowers, we were partying, piss drunk. I don't know what time it was, but I'm sure it was past 4:00. Cecilia put on that Smiths CD, the one we played and played and played when we were out walking around, when we were young. Drunk, we kissed. The kiss was long, liquid, full of beer, and one of us mumbled something that didn't make any sense. We hugged. Her waist, so small in comparison with Pedro's, his fuzzy belly on which I sleep. We'd fallen face down on the couch and started to take off our clothes and mess around, but Pedro was there on the couch, too, completely asleep, snoring. And I was drunk. I tried to take him to the bed so he would sleep better and leave me alone with Cecilia. In my defense, I'll say that I could carry him. The couch was next to the bedroom door. With one arm I held his legs and with the other his back. One step and then another. The truth, yes, he was heavy, but I got him there. A tear. I tried to angle myself so I didn't let Pedro drop onto the mattress. Pain. So much pain. He dropped like a sack. He kept sleeping. A stabbing pain that throbbed even more intensely. Cecilia went for the painkillers to dope me up before the effect of the beer wore off. It took a lot of effort to get back to the couch. I remained there until I fell asleep. Pedro woke up quite happy. That tear: the sign of the tumor.

TARSUS

This is a chair. This, a fern. This is a knife in my arm. This, my arm. This is here. This is Cecilia asleep on the sofa. This, the sofa. This is a fork. This is a motorbike floating in the air after crashing. This is the air. This is the smoke inside the air. This is my nose. These are us. This is a piano. This is my sadness from wanting you to leave me, Pedro. This is a hammer. This is Cecilia watching us. This is Cecilia approaching us, moving

Ésta es Cecilia acercándose entre el aire y entre el humo hasta nosotros a paso contundente. Ésta es Cecilia besándonos, frotando su nariz contra nuestra nariz. Ésta es mi voz. Éstos son tus oídos que escuchan mi voz. Éste es nuestro entorno. Éste es un pulpo que nos abraza para despedirse de nosotros para siempre. Esto es un adiós. Ésta es la lejanía que siento aunque estés adentro, a un lado. Ésta es una larga lista de lo que digo para que exista. Ésta es la enumeración infinita de lo que hay y lo que sucede para que siga existiendo. Éste es el inicio, el origen que no acaba y está acabando conmigo. Ésta es nuestra separación. Ésta es la forma que conozco para que las cosas existan. Éste es el verbo nombrar y significa traer o hacer presente. Éste es el presente que se está enunciando. Éste es el origen de las cosas y su conocimiento. Ésta, su abolición.

BÍCEPS FEMORAL IZQUIERDO

Mi madre me dice que en el hospital darán una conferencia sobre tanatología. Le digo que preferiría morir.

PATÉTICOS

Ellos dicen que la salud es un equilibrio delicado que se debe cuidar. ¿Estar vivo es movimiento, no? No responden.

RÓTULA IZQUIERDA

Estamos sanos. Estamos muy sanos. Estamos intensamente sanos. Inconmensurable, bizarramente, deformemente vivos.

TRIGÉMINOS

No me quiere mi cuerpo. Me está saboteando mediante su propia deformación. Poluciona adentro de mí y en mi contra.

determinedly, through the air and through the smoke. This is Cecilia kissing us, rubbing her nose against our nose. This is my voice. These are your ears that hear my voice. This is our environment. This is an octopus that hugs us to take leave of us forever. This is a goodbye. This is a distance that I feel even through you're inside, to the side. This is a long list of what I say so it exists. This is the infinite enumeration of what is and what happens so that it continues existing. This is the beginning, the origin without end and which is ending with me. This is our separation. This is the form that I know in which things exist. This is the verb to name, and it means to bring or make present. This is the present that's being enunciated. This is the origin of things and their knowledge. This, their abolition.

LEFT FEMORAL BICEP

My mother says that the hospital will host a conference on thanatology. I tell her I would rather die.

PATHETIC NERVE

They say that health is a delicate equilibrium for which one should care. To be alive is to move, no? They don't answer.

LEFT PATELLA

We are healthy. We are very healthy. We are intensely healthy. Incommensurably, bizarrely, deformedly alive.

TRIGEMINAL NERVE

My body doesn't want me. It's sabotaging me through its own deformation. It pollutes me inside and out.

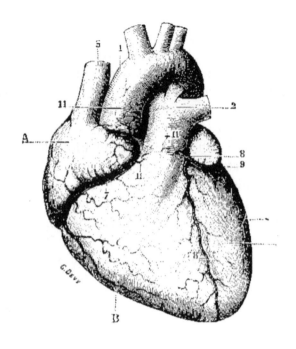
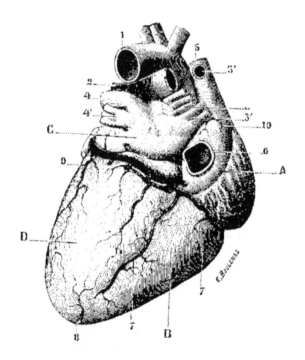

GRAN OBLICUO IZQUIERDO

Reviso que esté bien hecho el nudo alrededor del cuello. Tiro el banco en el que estoy de pie. Quedo colgado de un tirón. Respiración interrumpida. Ojos saltados, desorbitados, adentro. Dolor en la tráquea. El cuerpo pesa, tensa demasiado. Duele. Duele. Arcadas. Duele. Pataleos. La respiración es imposible. La respiración es…es libre el lenguaje ahora.

LEFT OBLIQUE

I check to make sure the knot around my neck is well tied. I kick over the bench I'm standing on. Suddenly I'm hanging. Interrupted respiration. Eyes wide, spun out of orbit, inside. Pain in my trachea. My body is heavy, too tense. It hurts. It hurts. Retches. It hurts. Kicks. Breathing is impossible. Breathing is…language is free now.

COLMILLO

Los doctores me amputan la pierna. En ofrenda le entrego la pieza jugosa a Pedro. Pedro se separa las nalgas invadido de tristeza, se la va hundiendo por el esfínter hasta tragar todo en un sentón. El sarcoma sigue en la pierna, ahora adentro de su esfínter, y sigue creciendo, echa raíces desde adentro el aparato erótico-digestivo de Pedro y lo mata. Cecilia ve los trozos de carne tirados en el suelo. La sangre. La pierna podrida entre la columna vertebral y los intestinos. Me mira y me pregunta si la culpa también me la extirparon.

CANINE

The doctors amputate my leg. I bring the juicy limb to Pedro as an offering. Overwhelmed with sadness, Pedro spreads his cheeks, pushes the offering through his sphincter until he swallows it whole. The sarcoma goes with the leg, now inside his sphincter, and continues growing, throws out roots from inside Pedro's erotic-digestive system and kills him. Cecilia sees the slices of meat tossed on the floor. The blood. The rotten leg between the spinal column and the intestines. She looks at me, asks if they also extracted the guilt.

IRIS DEL OJO DERECHO

Morir también es un plan futuro. ¿Corto, mediano, largo plazo?

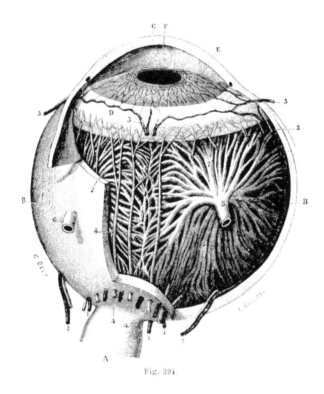

IRIS OF THE RIGHT EYE

To die is also a plan for the future. Short-, medium-, long-term?

FACIALES

Sueño que despierto, que me dicen que la operación ha concluido. Los doctores se quitan los tapabocas, los guantes, van desocupando el lugar, retirando la máquina que me conectaron para medir el funcionamiento de mi corazón y mis pulmones. Retiran la lámpara. Lentamente va quedando desalojada la sala. Los doctores se transforman en personas y hablan de cosas cotidianas que no alcanzo a comprender. Mi pierna está vendada. No la siento. Tampoco siento la otra pierna. Un camillero, fastidiado, me dice que salte de la plancha a la camilla. Yo no sé si puedo hacerlo, pero lo intento, así que lentamente trato de mover el pie sano. Lo muevo demasiado, no lo controlo del todo y me entero que el pie ya está en la camilla porque lo veo ahí, pero no percibo nada. Trato, con más calma, de trasladar la otra pierna y me da miedo, siento que voy a causarme una herida y va a doler, va a doler mucho. Pero no. En mi sueño no existe el dolor y paso el otro pie a la camilla. Como una araña soñolienta, con los brazos también traspaso el tronco de mi cuerpo a la camilla. El camillero me ve con fastidio, seguramente en mis sueños ya es hora de comer o, peor aún, ésta es una pesadilla: por lo que hace le pagan una miseria.

AUDITIVOS

Cecilia dice que he vuelto su vida una telenovela. Me odia desde un *close-up* mal enfocado. *Fin.*

FACIAL NERVE

I dream that I wake up, that they tell me the operation has concluded. The doctors take off their masks, their gloves, start leaving, putting away the machine they used to measure the functioning of my heart and lungs. They put away the lamp. Slowly, they exit the room. The doctors transform into people and talk of everyday things I can't understand. My leg is bandaged. I can't feel it. I can't feel my other leg either. An orderly, bored, tells me to move from the operating table to the gurney. And I don't know if I can do it, but I try, so slowly I try to move my healthy leg. I move it too much. I don't control it at all. And I realize that my leg is already on the stretcher because I see it there, but I don't perceive anything. I try, more calmly, to move the other leg, and I'm scared. I feel that I'm going to hurt myself, and it's going to hurt, it's going to hurt a lot. But no. In my dream pain doesn't exist, and I move my other leg to the stretcher. Like a drowsy spider, I also use my arm to move the trunk of my body to the gurney. The orderly watches me with boredom. Surely in my dream it's time to eat or, worse still, this is a nightmare: for what he does they pay him a pittance.

VESTIBULOCOCHLEAR NERVE

Cecilia says I've turned her life into a telenovela. In a poorly focused close-up, she hates me. *Fin.*

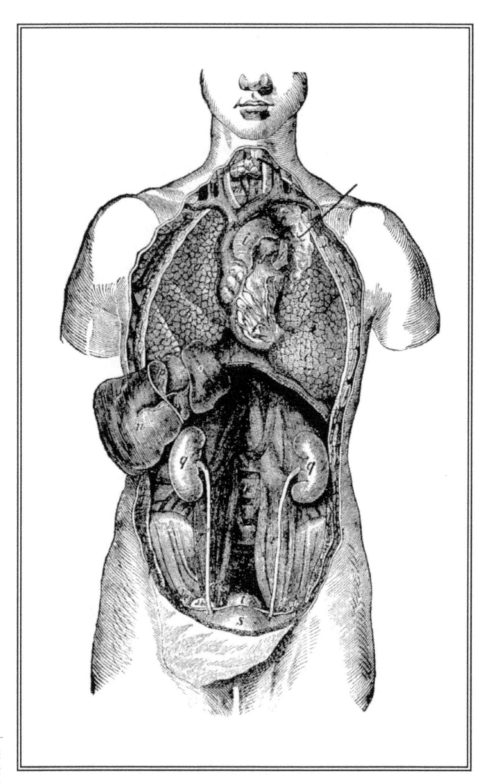

GLOSOFARÍNGEOS

Amputación. Especulación de todo lo que puede ser y el doctor no dice. El temor se expande, se conecta a un pasado, a un adolescente con ganas de morirse, a Cecilia examinándome los brazos llenos de cicatrices. Mi yo adolescente, suicida despeinado, me dice que no tenga miedo, que desarticule los mecanismos de supervivencia y estaré mejor. Y así es.

GLOSSOPHARENGEAL NERVE

Amputation. Speculation about everything that could be, and the doctor doesn't say. The fear expands, connects to a past, to an adolescent with the desire the die, to Cecilia examining my arms covered in scars. My own adolescence, sloppy suicide, tells me not to be afraid, to disarticulate the mechanisms of survival and I will get better. And so it is.

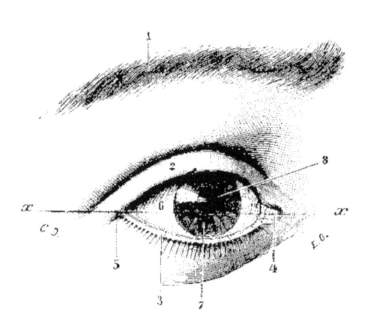

ABOUT THE AUTHOR

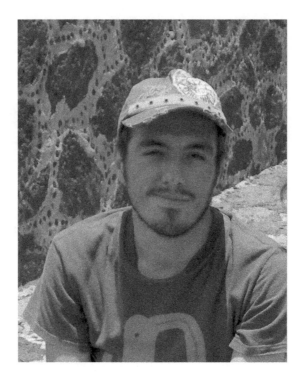

SERGIO LOO (1982–2014) was a Mexican writer at the forefront of contemporary queer Latinx poetics. Prior to his death from cancer at the age of thirty-one, he authored several collections of poetry, including *Sus brazos labios en mi boca rodando* (2007); and a novel, *House: retratos desarmables* (2011). In this collection, Loo leverages his diagnosis with cancer (an Ewing's Sarcoma in the left leg) to explore anatomical, linguistic, and social relationships between queerness and disability.

ABOUT THE TRANSLATOR

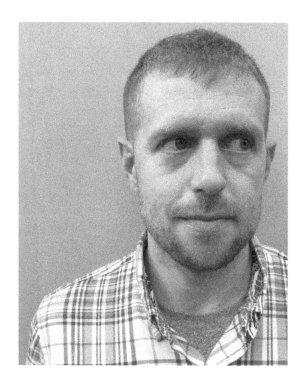

WILL STOCKTON is a professor of English at Clemson University. His books include *Members of His Body: Shakespeare, Paul, and a Theology of Nonmonogamy* (Fordham University Press). With D. Gilson, he is also the author of *Crush* (Punctum Books) and *Jesus Freak* (Bloomsbury). Find him at http://willstockton.com

GLOSSARIUM : UNSILENCED TEXTS

The Operating System's GLOSSARIUM: UNSILENCED TEXTS series was established in early 2016 in an effort to recover silenced voices outside and beyond the canon, seeking out and publishing both contemporary translations and little or un-known out of print texts, in particular those under siege by restrictive regimes and silencing practices in their home (or adoptive) countries. We are committed to producing dual-language versions whenever possible.

Few, even avid readers, are aware of the startling statistic reporting that less than three percent of all books published in the United States, per UNESCO, are works in translation. Less than one percent of these (closer to 0.7%) are works of poetry and fiction. You can imagine that even less of these are experiemental or radical works, in particular those from countries in conflict with the US or where funding is hard to come by.

Other countries are far, far ahead of us in reading and promoting international literature, a trend we should be both aware of and concerned about—how does it come to pass that our attentions become so myopic, and as a result, so under-informed? We see the publication of translations, especially in volume, to be a vital and necessary act for all publishers to require of themselves in the service of a more humane, globally aware, world. By publishing 7 titles in 2019, we stand to raise the number of translated books of literature published in the US this year *by a full percent*. We plan to continue this growth as much as possible.

The dual-language titles either in active circulation or forthcoming in this series include Arabic-English, Farsi-English, Polish-English, French-English, Faroese-English, Yaqui Indigenous American translations, and Spanish-English translations from Cuba, Argentina, Mexico, Uruguay, Bolivia, and Puerto Rico.

The term 'Glossarium' derives from latin/greek and is defined as 'a collection of glosses or explanations of words, especially of words not in general use, as those of a dialect, locality or an art or science, or of particular words used by an old or a foreign author.' The series is curated by OS Founder and Managing Editor Elæ [Lynne DeSilva-Johnson,] with the help of global collaborators and friends.

WHY PRINT / DOCUMENT?

The Operating System uses the language "print document" to differentiate from the book-object as part of our mission to distinguish the act of documentation-in-book-FORM from the act of publishing as a backwards-facing replication of the book's agentive *role* as it may have appeared the last several centuries of its history. Ultimately, I approach the book as TECHNOLOGY: one of a variety of printed documents (in this case, bound) that humans have invented and in turn used to archive and disseminate ideas, beliefs, stories, and other evidence of production.

Ownership and use of printing presses and access to (or restriction of printed materials) has long been a site of struggle, related in many ways to revolutionary activity and the fight for civil rights and free speech all over the world. While (in many countries) the contemporary quotidian landscape has indeed drastically shifted in its access to platforms for sharing information and in the widespread ability to "publish" digitally, even with extremely limited resources, the importance of publication on physical media has not diminished. In fact, this may be the most critical time in recent history for activist groups, artists, and others to insist upon learning, establishing, and encouraging personal and community documentation practices. Hear me out.

With The OS's print endeavors I wanted to open up a conversation about this: the ultimately radical, transgressive act of creating PRINT /DOCUMENTATION in the digital age. It's a question of the archive, and of history: who gets to tell the story, and what evidence of our life, our behaviors, our experiences are we leaving behind? We can know little to nothing about the future into which we're leaving an unprecedentedly digital document trail — but we can be assured that publications, government agencies, museums, schools, and other institutional powers that be will continue to leave BOTH a digital and print version of their production for the official record. Will we?

As a (rogue) anthropologist and long time academic, I can easily pull up many accounts about how lives, behaviors, experiences — how THE STORY of a time or place — was pieced together using the deep study of correspondence, notebooks, and other physical documents which are no longer the norm in many lives and practices. As we move our creative behaviors towards digital note taking, and even audio and video, what can we predict about future technology that is in any way assuring that our stories will be accurately told – or told at all? How will we leave these things for the record?

In these documents we say:
WE WERE HERE, WE EXISTED, WE HAVE A DIFFERENT STORY

- Elæ [Lynne DeSilva-Johnson], Founder/Creative Director
THE OPERATING SYSTEM, Brooklyn NY 2018

RECENT & FORTHCOMING FULL LENGTH OS PRINT::DOCUMENTS and PROJECTS, 2018-19

2019

Y - Lori Anderson Moseman
Ark Hive-Marthe Reed
I Made for You a New Machine and All it Does is Hope - Richard Lucyshyn
Illusory Borders-Heidi Reszies
A Year of Misreading the Wildcats - Orchid Tierney
Collaborative Precarity Bodyhacking Work-book and Research Guide - stormy budwig, Elae [Lynne DeSilva-Johnson] and Cory Tamler
We Are Never The Victims - Timothy DuWhite
Of Color: Poets' Ways of Making | An Anthology of Essays on Transformative Poetics - Amanda Galvan Huynh & Luisa A. Igloria, Editors
The Suitcase Tree - Filip Marinovich
In Corpore Sano: Creative Practice and the Challenged* Body - Elae [Lynne DeSilva-Johnson] and Amanda Glassman, Editors

KIN(D)* TEXTS AND PROJECTS

A Bony Framework for the Tangible Universe-D. Allen
Opera on TV-James Brunton
Hall of Waters-Berry Grass
Transitional Object-Adrian Silbernagel

GLOSSARIUM: UNSILENCED TEXTS AND TRANSLATIONS

Śnienie / Dreaming - Marta Zelwan, (Poland, trans. Victoria Miluch)
Alparegho: Pareil-À-Rien / Alparegho, Like Nothing Else - Hélène Sanguinetti (France, trans. Ann Cefola)
High Tide Of The Eyes - Bijan Elahi (Farsi-English/dual-language)
trans. Rebecca Ruth Gould and Kayvan Tahmasebian
In the Drying Shed of Souls: Poetry from Cuba's Generation Zero
Katherine Hedeen and Víctor Rodríguez Núñez, translators/editors
Street Gloss - Brent Armendinger with translations for Alejandro Méndez, Mercedes Roffé, Fabián Casas, Diana Bellessi, and Néstor Perlongher (Argentina)
Operation on a Malignant Body - Sergio Loo (Mexico, trans. Will Stockton)
Are There Copper Pipes in Heaven - Katrin Ottarsdóttir (Faroe Islands, trans. Matthew Landrum)

2018

An Absence So Great and Spontaneous It Is Evidence of Light - Anne Gorrick
The Book of Everyday Instruction - Chloë Bass
Executive Orders Vol. II - a collaboration with the Organism for Poetic Research
One More Revolution - Andrea Mazzariello
Chlorosis - Michael Flatt and Derrick Mund
Sussuros a Mi Padre - Erick Sáenz
Abandoners - Lesley Ann Wheeler
Jazzercise is a Language - Gabriel Ojeda-Sague
Born Again - Ivy Johnson
Attendance - Rocío Carlos and Rachel McLeod Kaminer
Singing for Nothing - Wally Swist
Walking Away From Explosions in Slow Motion - Gregory Crosby
Field Guide to Autobiography - Melissa Eleftherion

KIN(D)* TEXTS AND PROJECTS

Sharing Plastic - Blake Nemec
The Ways of the Monster - Jay Besemer

GLOSSARIUM: UNSILENCED TEXTS AND TRANSLATIONS

The Book of Sounds - Mehdi Navid (Farsi dual language, trans. Tina Rahimi
Kawsay: The Flame of the Jungle - María Vázquez Valdez (Mexico, trans. Margaret Randall)
Return Trip / Viaje Al Regreso - Israel Dominguez; (Cuba, trans. Margaret Randall)

for our full catalog please visit:
https://squareup.com/store/the-operating-system/

deeply discounted Book of the Month and Chapbook Series subscriptions
are a great way to support the OS's projects and publications!
sign up at: http://www.theoperatingsystem.org/subscribe-join/

DOC U MENT
/däkyəmənt/

First meant "instruction" or "evidence," whether written or not.

noun - a piece of written, printed, or electronic matter that provides information or evidence or that serves as an official record
verb - record (something) in written, photographic, or other form
synonyms - paper - deed - record - writing - act - instrument

[*Middle English, precept, from Old French, from Latin documentum, example, proof, from docre, to teach; see dek- in Indo-European roots.*]

Who is responsible for the manufacture of value?

Based on what supercilious ontology have we landed in a space where we vie against other creative people in vain pursuit of the fleeting credibilities of the scarcity economy, rather than freely collaborating and sharing openly with each other in ecstatic celebration of MAKING?

While we understand and acknowledge the economic pressures and fear-mongering that threatens to dominate and crush the creative impulse, we also believe that
now more than ever we have the tools to relinquish agency via cooperative means,
fueled by the fires of the Open Source Movement.

Looking out across the invisible vistas of that rhizomatic parallel country
we can begin to see our community beyond constraints, in the place where intention meets resilient, proactive, collaborative organization.

Here is a document born of that belief, sown purely of imagination and will.
When we document we assert. We print to make real, to reify our being there.
When we do so with mindful intention to address our process, to open our work
to others, to create beauty in words in space, to respect and acknowledge the strength
of the page we now hold physical, a thing in our hand, we remind ourselves that,
like Dorothy: *we had the power all along, my dears.*

THE PRINT! DOCUMENT SERIES
is a project of
the trouble with bartleby
in collaboration with
the operating system

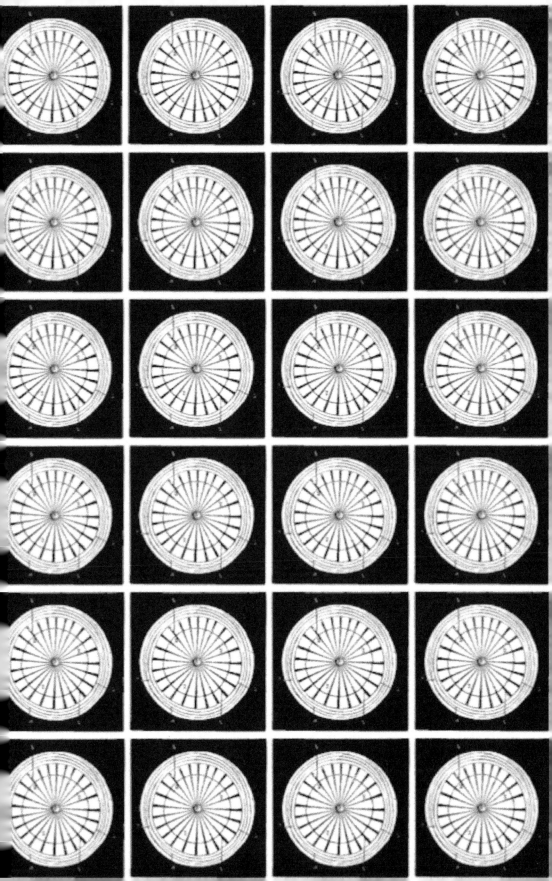

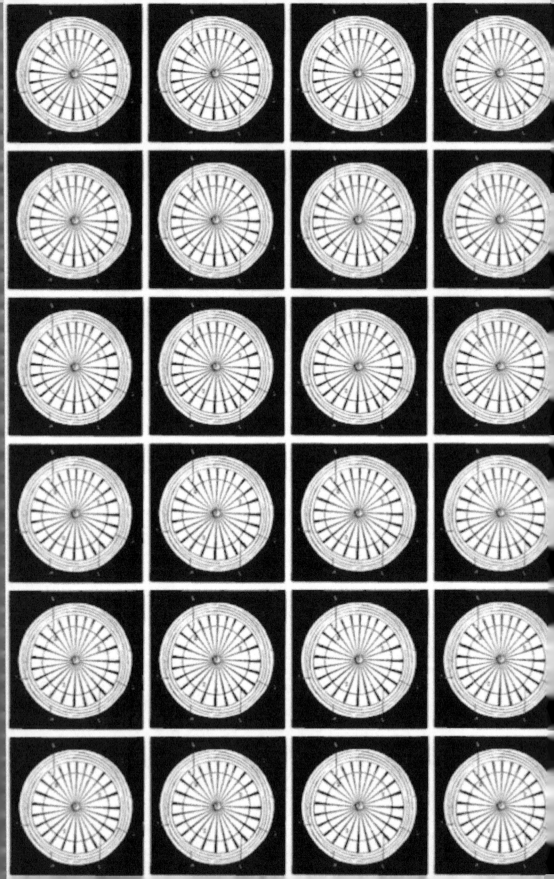